DES

OPACITÉS CONGÉNITALES

DE LA CORNÉE

PAR

Charles LECLÈRE

Docteur en médecine de la Faculté de Paris,
Externe des hôpitaux,
Attaché au dispensaire ophthalmologique du Bureau central,
Médaille de bronze de l'Assistance publique.

PARIS

A. PARENT, IMPRIMEUR DE LA FACULTÉ DE MEDECINE

29-31, RUE MONSIEUR-LE-PRINCE, 29-31

1880

DES

OPACITÉS CONGÉNITALES

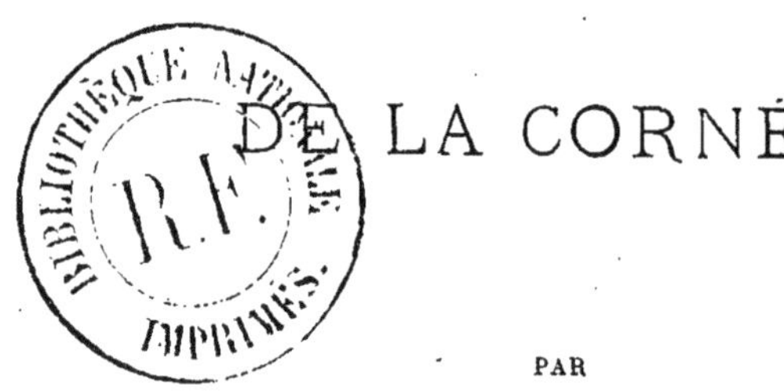

DE LA CORNÉE

PAR

Charles LECLÈRE

Docteur en médecine de la Faculté de Paris,
Externe des hôpitaux,
Attaché au dispensaire ophthalmologique du Bureau central,
Médaille de bronze de l'Assistance publique.

PARIS
A. PARENT, IMPRIMEUR DE LA FACULTÉ DE MÉDECINE
29-31, RUE MONSIEUR-LE-PRINCE, 29-31

1880

A LA MEMOIRE DE MON PÈRE

A MA MÈRE

A MES MAITRES DANS LES HOPITAUX DE PARIS

M. LE DOCTEUR DUMONTPALLIER

Médecin de l'hôpital de la Pitié.

M. LE DOCTEUR SIMONET

Médecin de l'hôpital du Midi.

M. LE DOCTEUR OULMONT

Médecin de l'Hôtel-Dieu,
Membre de l'Académie de médecine.

M. LE DOCTEUR JACCOUD

Professeur de pathologie interne à la Faculté de médecine,
Membre de l'Académie de médecine,
Médecin de l'hôpital Lariboisière.

M. LE DOCTEUR PANAS

Professeur de clinique ophthalmologique à la Faculté de médecine,
Membre de l'Académie de médecine,
Chirurgien de l'Hôtel-Dieu.

M. LE DOCTEUR EMPIS

Médecin de l'Hôtel-Dieu,
Membre de l'Académie de médecine.

M. LE DOCTEUR JUST. LUCAS-CHAMPIONNIÈRE

Chirurgien de la Maternité de Cochin.

DES

OPACITÉS CONGÉNITALES

DE LA CORNÉE

J'ai pu observer, pendant mon externat chez M. le professeur Panas, trois enfants atteints d'une affection congénitale des yeux, caractérisée par l'opacité totale de la cornée, l'augmentation de volume du globe et la photophobie.

Il m'a paru intéressant de décrire l'état des yeux de ces malades, soumis à l'observation pendant plusieurs années, et de noter aussi exactement et aussi complètement que possible les caractères de cette affection oculaire, développée pendant la vie intra-utérine.

Un fait également très important à remarquer était l'amélioration survenue chez ces trois malades, amélioration contrastant avec l'incurabilité à peu près absolue des taches de la cornée, se produisant après la naissance, et avec le peu de tendance à la guérison des autres affections congénitales.

Je crois pouvoir ajouter, avec les savants traducteurs de Mackenzie, MM. Warlomont et Testelin :

« Nous n'avons pas à insister sur l'utilité pratique de

ce genre d'étude ; si elle pouvait être méconnue, il suffirait de rappeler que plusieurs fois des médecins ont pris ces abnormités pour des maladies acquises, et les ont soumises à des traitements irrationnels ou, pour le moins inutiles. »

La rareté des affections congénitales de la cornée est certainement la raison principale du peu de renseignements qu'on possède sur leur histoire. En outre, on a souvent décrit sous le nom général de vices de conformation de l'œil des affections entièrement disparates.

Tantôt des arrêts de développement ou de véritables monstruosités : la microphthalmie, la cyclopie ou monopsie, la polyopsie, l'anophthalmie, etc.

Tantôt des maladies locales intéressant la cornée seule, par suite d'un mécanisme inconnu, et produisant, comme on le voit après la naissance, l'ulcération et la rupture de la cornée ; à cette classe, on peut rattacher les observations de leucomes de la cornée, succédant à la variole intra-utérine ; celles de ruptures succédant à l'ophthalmie purulente intra-utérine, qui ont fait croire un certain nombre de fois à l'absence complète des yeux, le moignon s'étant ensuite atrophié.

Enfin, il existe un troisième ordre de faits, dont la plupart ont été réunis par Ammon dans sa monographie sur les vices de développement de l'œil, et signalés à nouveau par Cornaz.

Les observations qui appartiennent à cette dernière classe comprennent les cas d'opacité de la cornée, accompagnés le plus souvent d'augmentation de largeur et de courbure de cette membrane. Ammon a également signalé l'augmentation de volume du globe.

C'est à cet ordre de faits qu'on peut rapporter les cas que j'ai pu observer. Leurs points de contact nombreux avec l'hydrophthalmie m'ont fait rechercher s'il existait dans la science des observations d'hydrophthalmie congénitale. J'espère montrer dans le cours de cette étude que cette confusion pourrait être faite jusqu'à un certain point.

HISTORIQUE.

Le premier travail sur les opacités congénitales de la cornée est dû à Klintosch. C'est un mémoire latin imprimé à Prague, 1766, et qui n'est connu que par les emprunts que lui ont faits ceux qui ont traité ensuite le même sujet.

Plus tard, Farar de Deptford, observait chez trois membres, des opacités congénitales de la cornée (1). Ces mêmes malades furent ensuite examinés par Ware, qui contrôla les affirmations de Farar, les compléta en signalant de plus une saillie prononcée de la cornée.

Ces trois cas ne seraient pas les seuls observés par Ware ; il en aurait observé également deux autres, d'après Wharton Jones.

Voici en effet ce que rapporte ce dernier auteur (2) :

« L'hydropisie des chambres aqueuses est quelquefois congénitale ; le diamètre transversal de la cornée est alors plus augmenté que sa proéminence, et *cette membrane est en même temps opaque et nuageuse.*

L'hydropisie congénitale des chambres aqueuses, avec opacité de la cornée, paraît être, quant à l'opacité, le ré-

(1) V. Medical communications, v. II, p. 463. London, 1790. Cité par Hubert. Thèse inaugurale, 1876.

(2) Traité pratique des maladies des yeux, par Wharton Jones. Traduit de l'anglais, avec additions et notes par Foucher. Paris, 1862.

sultat d'un arrêt de développement, ou tout au moins la cornée garde-t-elle les caractères qu'elle a pendant la vie fœtale, car alors elle est généralement opaque, et elle ne devient transparente qu'à une époque voisine de la naissance.

L'hydrophthalmie antérieure congénitale peut persister à cet état ou devenir une hydrophthalmie générale.

Dans quelques circonstances cependant, on a vu la cornée s'éclaircir graduellement, à mesure que l'enfant grandit, et la vue s'améliorer quoique la myopie persistât. M. Ware (*observations in the treatment of the epiphora*, etc., London 1818), en cite plusieurs exemples, dont trois se produisirent dans la même famille. Chez deux de ces enfants, l'opacité disparut en moins d'une année. Chez le troisième, ce ne fut qu'à la fin de la seconde année que la cornée fut entièrement nette, mais elle resta très proéminente, et la vue myope. Dans un autre cas, les deux cornées étaient grandes, proéminentes et entièrement opaques à la naissance. Presque à la fin de la troisième année, la cornée gauche devint assez claire pour permettre la vision des gros objets ; l'opacité de la cornée droite, quoique moindre à la circonférence, restait assez forte au centre pour masquer la plus grande partie de la pupille.

Dans un cinquième cas semblable au précédent, la maladie avait tellement rétrogradé dans un œil, que la circonférence de la cornée était presque claire, et que l'opacité avait diminué assez pour permettre de voir la pupille. L'autre œil était moins malade.

Il est intéressant de remarquer que dans ce cas, la cornée s'éclaircissait de la circonféreuce au centre, et qu'ainsi la marche de l'amélioration est la même que dans le cas d'opacité acquise. »

Ware, on le voit, rangeait ces faits dans la classe des

hydrophthalmies. De plus, il en connaissait parfaitement le pronostic.

D'après Ware, dit M. Panas (1), « les cas d'hydrophthalmie congénitale guérissent parfois sans traitement; la *cornée s'éclaircit*, l'œil se rétracte et s'il ne reprend pas son volume normal, au moins cesse-t-il de s'accroître. D'autres fois, le mal reste stationnaire jusqu'à la puberté, mais alors l'œil augmente brusquement de volume; la pupille largement dilatée contracte des adhérences avec la capsule cristalline qui devient opaque, l'iris se déchire par suite de l'allongement auquel il est soumis ; la rétine perd sa sensibilité et au bout d'un certain temps, l'œil se ramollit et s'atrophie. »

Mayor (1) mentionne ainsi les opacités congénitales de la cornée ; il en connaissait la marche et la terminaison, mais ne rapporte aucun fait :

« L'enfant vient quelquefois au monde avec une cécité qui lui est particulière, et due à l'obscurcissement de la cornée transparente, qui est alors d'une couleur gris bleu, et plus épaisse que dans l'état naturel. Cette espèce d'albugo paraît être produite par un relâchement du tissu de la cornée transparente, et par la présence d'une humeur lymphatique, qui, peu de temps après la naissance, est bientôt absorbée, le plus souvent sans qu'il soit besoin de mettre en usage aucun moyen médical, la cornée reprenant sa transparence au bout de quelques mois : dans un pareil cas, sa diaphanéité commence à paraître du côté de l'angle externe de l'œil, puis elle s'étend circulairement sur les bords, et ainsi de proche en proche, jusqu'à ce qu'elle ait

(1) Panas. Leçons sur les maladies inflammatoires des membranes internes de l'œil, 1878, p. 239.

(2) Mayor. Essai sur quelques maladies congéniales des yeux. Thèse Montpellier, 1808, p. 14.

entièrement repris son état naturel, de sorte que le milieu de la cornée reste le plus longtemps opaque et même quelquefois conserve une taie qui ne s'efface jamais.

« Dans ce cas, l'on doit se borner à augmenter ou à entretenir l'action des vaisseaux absorbants ; à cet effet, on fera quelques lavages avec une liqueur stimulante, par exemple quelques gouttes d'esprit volatil caustique étendu dans suffisante quantité d'eau. On a vu quelquefois cette affection être héréditaire dans une famille. »

Quelques années plus tard, Beer signale un nouveau cas d'opacités congénitales des deux cornées (1), avec augmentation du diamètre de la cornée. Il considéra d'abord l'enfant comme aveugle incurable et fut tout surpris de voir six semaines plus tard la cornée claire, et en arrière la pupille très mobile.

Demours rencontra également chez un nouveau-né une opacité congénitale de la cornée, dont il affirme la nature inflammatoire : c'était probablement un leucome cicatriciel. Il mentionne également un cas d'hydrophthalmie remontant à la naissance et accompagné de taies sur les cornées (2).

« M. Alibert, écrit-il, m'a adressé Mme G..., âgée actuellement de trente ans, à laquelle je donne actuellement mes soins. La grandeur démesurée des deux globes, notamment des deux cornées est congéniale.

La malade à la suite d'une chute grave resta aveugle à l'âge de huit ans. Jusque là, elle avait vu à se conduire, mais après la disparition d'une opiniâtre phlegmasie, qui d'abord aiguë, avait passé à l'état chronique, la vue revint peu à peu, surtout à l'œil droit, et cependant cet œil a des

(1) Beer. Der Auge. Wien, 1813.

(2) A.-P. Demours. Traité des maladies des yeux. Paris, 1818.

taches sur la cornée, tandis que celle de gauche en est exempte. Celui-ci a la pupille fort étroite et la malade n'en voit pas. »

Je ne voudrais pas conclure de cette observation que les taies de la cornée étaient congénitales ; cependant cela paraît être l'opinion de Demours ; je retiendrai seulement ceci ; c'est que l'hydrophthalmie datait de la naissance, fait que Demours a rencontré plusieurs fois, et dans certains cas si prononcée que la cornée était augmentée d'un quart, de moitié, et même du double de son diamètre naturel. « La vue, » ajoute-t-il, « subsiste toujours plus qu'on ne le croirait à l'examen, et cette vue se conserve. »

Pendant que Demours admettait, comme cause de ces affections congénitales, l'inflammation, Wardrop (1) niait l'influence de celle-ci sur leur production :

« Dans cette maladie, dit-il, la chambre antérieure est plus ou moins nuageuse, mais il n'y a aucune inflammation apparente. Quand l'enfant avance en âge, l'opacité disparait graduellement et au bout de un ou deux ans, la transparence de la cornée est complètement rendue. La période de restauration varie suivant les cas. Dans un exemple, un œil fut guéri au bout de dix huit mois, tandis que l'autre resta malade pendant plusieurs années. »

Cet auteur connaissait les opacités de la cornée et leur guérison ; mais il ne nous rend aucun compte du volume de l'œil, de la courbure de la cornée, ni de l'étendue de l'opacité. Il est très probable qu'il n'en avait observé qu'un nombre très restreint.

En 1830, van Ammon, de Berlin, publia un travail très complet sur les anomalies congénitales de l'appareil de la

(1) Essays on the morbid Anatomy of the humour of the eye, 1819.

vision (1). D'après lui, les maladies congénitales de la cornée sont rares ; on peut les considérer comme altérant la transparence, l'épaisseur, la grandeur, la force et la courbure de la membrane.

Il regarde comme des anomalies les opacités partielles de la cornée siégeant à la périphérie, rarement isolées et accompagnées le plus souvent de microphthalmie, Il a remarqué que l'opacité congénitale légère s'éclaircit rarement ; il l'a constatée sur les deux yeux de plusieurs membres de la même famille. Très fréquemment, le vice congénital apparaît en même temps que plusieurs autres malformations des paupières, le blépharophimosis, la présence d'une troisième paupière ; on observe rarement le nystagmus.

Il distingue totalement l'opacité totale de la forme précédente. Celle-ci, en effet, est toujours isolée, s'accompagne le plus souvent d'augmentation de volume du globe ; enfin, dans le cas d'opacités totales, la cornée s'éclaircit. Von Ammon a observé cette affection sur deux enfants venus ainsi au monde.

Alors que la plupart des observateurs regardaient les affections des yeux comme des vices de conformation, Carron du Villards (2) affirme que, le plus souvent, elles sont le produit d'une maladie intra-utérine. La mégalophthalmie, dit-il, est presque toujours le résultat d'une maladie intra-utérine ; elle peut exister chez un fœtus parfaitement bien conformé, et persister jusque dans un âge avancé. Malheureusement elle se lie presque toujours à la perte de la vision.

(1) Von Ammon. Traité clinique des maladies et des vices de conformation du globe de l'œil, des paupières et des voies lacrymales. Berlin, 1838.

(2) Carron du Villards. Guide pratique pour l'étude et le traitement des yeux. Bruxelles, 1838.

Et ailleurs, décrivant la buphthalmie, qu'il a également rencontrée à la naissance : « Dans la buphthalmie ou hydropisie mixte, l'œil est beaucoup plus gros, uniformément développé, ce qui lui a fait donner le nom « d'œil de bœuf. » Dans ce cas, le globe est tellement développé qu'il sort de l'orbite, comme si une tumeur siégeant au fond de la boîte osseuse le chassait en avant. « Cette maladie est souvent congéniale, la cornée a alors presque toujours perdu sa transparence. » Mais Carron du Villards ne cherche nullement le pourquoi de cette perte de transparence de la cornée.

Un autre fait mentionné par le même auteur, est la transmission héréditaire de l'hydrophthalmie, déjà signalée par Grellois (1). Il admet également que la maladie est constitutionnelle. « Les affections scrofuleuses et syphilitiques peuvent être rangées au nombre des causes qui produisent l'hydrophthalmie; quant à celles qui sont traumatiques, elles sont évidentes. »

Il faut également mentionner parmi ceux qui se sont occupés de l'étude des maladies congénitales de la cornée, un médecin de Neufchâtel, Cornaz. Il mentionne dans son ouvrage (2) les observations de Demours et de Beer, et croit à la possibilité des conjonctivites et des autres ophthalmies pendant la vie fœtale.

« Au reste, dit-il, la destruction complète des yeux, qu'on trouve parfois chez les anophthalmes, est souvent sans doute la suite d'une inflammation intense plus ou moins antérieure à la naissance. »

Passant ensuite aux affections de la chambre antérieure,

(1) Grellois. Dissertation sur l'hydrophthalmie. Thèse de Paris, 1836, nº 357.

(2) Cornaz. Des abnormités congénitales des yeux et de leurs annexes. Lausanne, 1848.

il admet la possibilité de lésions inflammatoires des parties profondes de l'œil :

« L'humeur aqueuse est parfois, lors de la naissance, changée en un liquide sanguinolent ou puriforme ; elle peut aussi être trouble, avoir une teinte jaune-paille, abnormités qui sont sans aucun doute les suites des maladies de l'embryon, et qui d'ordinaire sont accompagnées de phénomènes semblables dans le corps vitré et le cristallin.

« L'hydrophthalmie antérieure ou hydropisie antérieure de l'œil provient d'une trop grande quantité d'humeur aqueuse. Himly l'a observée congéniale chez un homme, qui dès lors fut opéré avec succès de la cataracte. Benedict et Demours l'ont aussi vue. Jüngken parle de sept sœurs suédoises qui lui présentèrent cette affection. Walker vit, peu de jours après la naissance, une ophthalmie antérieure d'une taille telle, qu'on ne voyait presque que « la cornée considérablement tendue et un peu trouble, » mais la maladie disparut néanmoins d'elle-même. D'après Grellois, cette forme est épidémique et congéniale sur les côtes de Barbarie, surtout chez les Européens et les Juifs. L'œil est parfaitement brillant et très tendu, la pupille très grande ; comme complication de cette maladie, on trouve fréquemment les staphylomes transparents ou pellucides. Carron du Villards vit un cas de cette nature aux néothermes de Paris, et je ne sais pas s'il est possible d'avoir un cas « d'hydrophthalmie antérieure congéniale » où la cornée ne soit ni hémisphérique ni conique.« Une humeur aqueuse trop abondante et parfois trouble paraît être la cause de cette anomalie, qui du reste accompagne souvent l'obscurcissement de la cornée. »

Cet observateur, on le voit par cette citation, croit à la possibilité d'hydrophthalmies congénitales avec opacité, et il rapporte à cette affection un certain nombre d'observations décrites comme des opacités de la cornée. Quant au trouble de l'humeur aqueuse accompagnant l'obscurcissement de la cornée, c'est un fait que lui seul a rapporté; peut-être qu'un examen plus approfondi des malades aurait démontré que la cornée seule était trouble, mais dans ses couches profondes.

Fonmuller (1) ayant observé un enfant qui, à sa naissance, présentait une opacité considérable des deux cornées, laquelle avait disparu six mois plus tard, fit des recherches sur ce sujet et rangea les faits observés dans l'ordre suivant :

A. L'opacité leucomateuse congéniale de la cornée (ou sclérophthalmos) toujours complète, de couleur crayeuse ou nacrée bien prononcée, la structure lamellaire de la cornée a tout à fait disparu.

Cette altération représente un arrêt de développement; le volume de l'œil est toujours très réduit, et l'on ne peut espérer de voir la transparence se réduire dans la suite.

B. Opacités nuageuses congéniales de la cornée.

Celles-ci ont leur siège immédiatement sous l'épithélium externe de la cornée, celle-ci conservant sa texture normale; leur couleur, tirant sur le bleu, n'est pas d'un blanc très vif; leurs bords sont peu prononcés; elles jouissent encore d'un certain degré de transparence, et leur formation remonte aux derniers mois de la grossesse. Le pronostic en est généralement favorable.

Il rapporte ensuite les deux observations de Von Ammon, de Maclagan (1846), de Tavignot (1847), de Arlt (1851), et, rangeant ces faits dans la classe des opacités nuageuses

(1) Frönmuller, médecin de l'hôpital de Fürth. (Prager Vierteljahrschrift für die praktische Heilkunde, 1855, 1er vol., traduit et analysé, Annales d'oculistique, 1857, vol. XXXVIII, p. 259.

centrales, il dit qu'au point de vue pratique elles sont dignes de remarque, à cause de la rapidité avec laquelle l'absorption peut se faire pendant la première enfance.

C'est à Fonmuller qu'on peut terminer la période d'observation des opacités congénitales de la cornée; après lui nous trouvons seulement mentionnée une observation de Lauwrence, intitulée « Corneitis interstialis in utero. Le malade qui en a été l'objet n'a été soumis à l'examen que pendant un temps très court, de sorte que la maladie a été regardée comme non susceptible d'amélioration.

Je dois cependant citer un travail publié sous l'inspiration du professeur Horner, sur l'hydrophthalmie congénitale. Dans ce mémoire (1), dû à M. Wilhem v. Muralt, se trouve une classification étiologique de l'hydrophthalmie et des autres vices de conformation de la cornée chez le nouveau-né. Je reviendrai sur ce travail dans une autre partie de cette étude.

OBSERVATIONS,

J'ai tenu à rapporter le plus grand nombre possible de faits, pensant que cela était le vrai moyen d'arriver à une description aussi complète que possible de la maladie. Les trois faits rapportés ci-dessous, dus à Farar et complétés par Ware, sont ceux que Wharton Jones a rangés dans la classe des hydrophthalmies congénitales. En effet, suivant qu'on considère l'opacité cornéenne, ou l'augmentation de volume du globe, il est possible de faire rentrer ces mêmes faits dans les deux classes d'affections.

(1) Ueber Hydrophthalmus congenitus, par le Dr Wilhem. V. Muralt. Von Zürich. Zurich, 1869

Ces cas ne sont pas les seuls que Ware ait observés : il en est rapporté deux autres, où la disparition de l'opacité commence également à la fin de la première année.

Observation I (due à Farar).

Opacités congénitales chez trois membres d'une même famille. Guérison.

Je fus appelé pour voir un enfant âgé de 1 mois environ qui avait les deux cornées tellement opaques que l'on ne pouvait distinguer l'iris. Je crus qu'il n'y avait rien à faire et que l'enfant était pour jamais aveugle. Un mois plus tard, les parents me dirent qu'il y avait quelque changement dans les yeux de l'enfant et me prièrent de le voir. Je m'aperçus alors que l'opacité était beaucoup diminuée. Au bout de deux mois, l'enfant pouvait apercevoir la lumière, et depuis lors, la vue augmenta progressivement et fut complètement recouvrée au bout de dix mois.

Trois ans plus tard, un nouvel enfant naquit des mêmes parents avec la même difformité. L'opacité suivit la même marche. Le bord externe de la cornée s'éclaircit d'abord, puis toute la surface, et en dernier lieu, le centre devint transparent. Au bout de deux ans, cette personne eut un troisième enfant dont la cornée présentait sensiblement le même aspect. outefois, la partie opaque semblait plus épaisse et une adhérence ayant une étendue de 3/8 de pouce se trouvait vers la partie interne de la paupière supérieure, et agissant comme un muscle supplémentaire, élevait le globe oculaire en même temps que la paupière supérieure. Ce ligament anormal disparut spontanément au bout de trois semaines. La marche de l'opacité fut un peu plus lente que dans les deux cas précédents. A l'âge de 2 ans, l'enfant l'avait encore et n'y voyait que juste pour pouvoir se conduire (1).

(1) V. Medical Communications, vol. II, p. 463. London, 1790.

Observation II (due à Beer).

Opacités latérales très-épaisses. — Microphthalmie. — Mégalocornée. Eclaircissement de la cornée au bout de six semaines.

Une dame hollandaise, de constitution très faible, ayant eu pendant son enfance des manifestations scrofuleuses évidentes, mais n'ayant jamais eu aucun phénomène de goutte, mit au monde un enfant très faible, que je vis le premier jour après sa naissance. Le globe de l'œil était très petit. La cornée avait au contraire un volume inusité ; mais elle était si trouble qu'on l'on n'apercevait en arrière qu'une sorte d'étoile verdâtre. Les pupilles faisaient défaut des deux côtés. Il n'y avait ni cils, ni sourcils; cependant les perceptions lumineuses étaient possibles des deux côtés, car quand on faisait arriver sur les yeux une lumière très vive, l'enfant faisait des mouvements de tête et fermait les yeux. Tout d'abord, je regardai la cécité de l'enfant comme absolue et incurable, et je ne donnai à sa mère d'autres espérances que celles que j'avais placées moi-même dans la formation consécutive d'une pupille artificielle.

Je fus très étonné quand, six semaines plus tard, je vis que la cornée était claire et parfaitement transparente, et qu'en arrière on voyait une pupille très mobile.

Je crois utile de rapporter ici le résumé de deux faits d'opacités congénitales de la cornée, observés par Van Ammon (1):

Observation III.

Le trouble s'étend sur toute l'aire de la cornée, la périphérie et le centre sont également opaques. La membrane présente une teinte nacrée ou bleuâtre, elle est unie comme un miroir, très bombée, très grande, et ne rappelant que de loin la métamorphose staphylomateuse. La forme du globe est sphérique et rappelle celle

(1) Dictionnaire encyclopédique des sciences médicales, t. XX, 1re série, Cornée. Maladies congénitales, par M. Gayet.

du bulbe dans les premières phases de son développement. Avec cela, on ne voit qu'une très petite portion de la sclérotique à cause du grand développement de la cornée.

Le bord de cette membrane n'est pas toujours tranché; il se continue avec l'autre par des dents ou des crénelures ; parfois, il existe entre les deux une zone plus claire.

La plupart du temps, l'œil est dirigé en haut et animé d'un nystagmus. L'observateur ne peut pas plonger son regard dans la chambre antérieure et se rendre exactement compte de son état, ni de celui de l'iris.

Von Ammon observa chez ses deux petits malades des changements excessivement importants.

Les bords de la cornée devinrent plus sombres, perdirent de plus en plus de leur couleur nacrée, et le tissu transparent parut tendre incessamment vers son état normal, tandis que le milieu, gardant d'une façon immuable son opacité, tranchait d'autant plus par le contraste.

A partir des bords, la transparence gagne vers le centre, et en même temps la cornée s'amincit, ce dont on put se convaincre en examinant les points où commençait la transparence.

L'œil pendant ce temps-là devenait de plus en plus bleu clair et la pupille commençait à s'apercevoir. Après une année, la cornée droite était à peu près éclaircie, mais il restait à gauche une opacité centrale.

L'iris de son côté subissait des changements de couleur très remarquables et passait au brun. Il restait cependant dans la chambre antérieure un peu d'hydropisie.

Observation IV (Walker).

Opacités congénitales bilatérales, disparition au bout de deux ans (1).

Il y a quelques années, je vis un enfant d'environ deux ans dont les cornées étaient opaques, larges et si préominentes qu'on pouvait à peine distinguer la sclérotique. L'opacité était d'un blanc bleuâtre ; il y avait à peine de l'irritation dans le reste de l'œil, rien à coup sûr qui ressemblât à de l'inflammation. Au bout de deux ans.

(1) The Lancet, 1840, p. 713.

on m'amène l'enfant avec une légère disposition inflammatoire, et je fus surpris de trouver les yeux d'apparence saine, la cornée ayant repris sa transparence et sa grandeur ordinaires.

Observation V (Maclagan) (1).

Opacités congénitales des deux cornées. — Guérison.

La femme d'un soldat accoucha à terme d'un quatrième enfant que l'on apporta à l'auteur comme aveugle-né. Quatorze heures après sa naissance, les yeux étaient dans l'état suivant : aucune trace d'inflammation ou d'écoulement puriforme; la cornée gauche complètement opaque; la cornée droite seulement opaque dans les deux tiers inférieurs. (Cette opacité se terminait en quelque sorte d'une manière insensible.) L'auteur supposa d'abord que la cause de l'opacité était dans l'humeur aqueuse; mais en plaçant l'enfant sur le côté, il s'assura que l'opacité ne se déplaçait pas. Dès lors, il dut porter un pronostic défavorable, mais il fut agréablement détrompé. Quelques semaines après, le bord supérieur de l'opacité qui couvrait la cornée droite commença à s'amincir et à s'abaisser, de sorte qu'on apercevait une portion de la pupille que l'on ne pouvait voir qu'obliquem nt auparavant. Trois mois après sa naissance, on reconnut que l'opacité qui occupait la totalité de la cornée du côté gauche commençait à diminuer supérieurement et disparaissait par degrés. A cette époque, il était curieux de voir l'enfant portant son œil instinctivement en bas, lorsqu'on lui présentait quelque objet brillant, de manière à permettre à l'image de traverser la partie supérieure de la cornée. Au moment où le Dr Maclagan a perdu de vue cet enfant (au mois de mars, six mois après sa naissance) il n'y avait plus qu'une petite portion de la cornée du côté droit qui restât opaque, et la partie supérieure de la cornée gauche était assez transparente pour que l'enfant pût regarder directement devant lui; tout faisait donc espérer que l'opacité disparaîtrait entièrement ou du moins jusqu'au point de n'apporter aucun obstacle à la vision.

(1) Monthly Journal of medical science, 1845. Traduction in Archives générales de médecine, 1re série, t. XII, fév. 1847.

Observation VI (Tavignot).

Opacité congénitale de la cornée coïncidant avec un arrêt de développement de l'iris (1).

Le 15 juin dernier, un enfant de 18 mois me fut amené de Nouzard (Oise) pour une affection des yeux, dont voici les caractères principaux :

Les globes oculaires ont leur volume normal ; leur forme est plus sphérique que d'habitude ; ils sont tous les deux assez sensiblement déviés en dedans ; il existe en même temps une sorte de balancement des deux yeux, connu sous le nom de nystagme. Les cornées ne sont guère plus saillantes qu'à l'état normal ; leur grandeur et leur forme n'offrent rien de particulier.

A gauche, la cornée est opaque dans toute son étendue, excepté à sa circonférence où il existe une sorte de zone circulaire transparente d'une largeur de 2 à 3 millimètres.

A gauche, l'opacité est limitée à la partie centrale de la cornée, et n'occupe guère plus que le tiers de l'étendue de cette membrane ; le reste de la cornée est parfaitement diaphane, si ce n'est toutefois vers le côté nasal de l'œil, où se rencontre au point de jonction de la sclérotique, une bandelette opaline, ayant la forme d'un croissant dont un angle regarde en haut et l'autre en bas et qui ressemble à un gérontoxon.

Il n'existe aucun vaisseau, soit sur les cornées, soit dans l'épaisseur de leur tissu ; l'opacité est uniforme et n'est pas plus prononcée dans un point que dans un autre ; elle va cependant en diminuant du centre à la circonférence.

Les paupières sont à l'état normal, la muqueuse palpébrale n'est même pas injectée, et il n'existe aucun signe indiquant l'existence antérieure d'une ophthalmie purulente.

A travers les portions transparentes des cornées, et spécialement du côté droit, on aperçoit le fond noir de l'œil ; les iris manquent presque complètement ; ils ne sont représentés que par une bandelette grisâtre qui se montre au niveau du cercle ciliaire

(1) Note communiquée à l'Académie royale des sciences de Paris, le 12 juillet 1847.

avec lequel elle paraît confondue. La lumière ne provoque pas la contraction de la pupille considérablement agrandie.

La vision existe évidemment des deux côtés : l'enfant regarde et prend les objets qu'on lui présente, etc., mais une trop vive lumière le fatigue, détermine de la photophobie et, chose assez bizarre, provoque toujours des éternuments.

Les parents et la nourrice de l'enfant reconnaissent que cette affection remonte à sa naissance, et ils affirment également que celui-ci n'a jamais présenté aucun signe d'ophthalmie.

Cette observation nous a paru intéressante comme fait rare et curieux aussi par les questions qu'elle soulève.

L'opacité congénitale doit-elle être, en effet, rapportée à un arrêt de développement de la cornée qui resterait plus ou moins longtemps opaque, comme elle l'est d'une manière transitoire pendant les trois ou quatre premiers mois de la vie intra-utérine ; ou bien, faut-il la considérer comme étant la conséquence d'une kératite plastique développée pendant que le fœtus est encore dans la matrice ?

Ici, la lésion simultanée de l'iris et de la cornée paraît militer en faveur de la première opinion, toutefois l'opacité congénitale de la cornée existe souvent seule, de même que la mydriase organogénésique, existe le plus souvent sans autre trouble matériel des tissus de l'œil.

Il nous parait assez rationnel de considérer l'opacité congénitale de la cornée comme étant le résultat d'une kératite développée à une époque plus ou moins avancée de la vie intra-utérine; sous ce rapport, cette affection aurait quelque analogie avec la cataracte congénitale. En effet, ces maladies offrent toutes deux des lésions analogues, caractérisées par l'opacite des tissus normalement diaphanes; toutes deux peuvent exister sans modifications de l'iris; mais elles coïncident quelquefois l'une et l'autre avec un arrêt du développement de cette membrane. Nous ajouterons que dans notre opinion, le vice de conformation de l'iris est plutôt l'effet que la cause de la maladie qu'il complique.

OBSERVATION VII (Fronmuller) (1).

Opacités centrales des deux cornées. — Guérison.

Fille, née de la veille, bien constituée à l'exception d'un léger excès dans les dimensions de la fontanelle antérieure. Les paupières sont normales ; elles s'ouvrent aisément, malgré une certaine photophobie. Le globe de l'œil est régulier; sur la cornée droite se voit une tache blanche, ovale, occupant la presque totalité de la cornée et ne laissant de libre que le bord, au travers duquel on aperçoit l'iris coloré en bleu. L'œil gauche présente la même disposition, si ce n'est que la tache est plus arrondie, moins épaisse, moins étendue; la périphérie est également transparente jusqu'à l'anneau fœtal, qui se retrouve dans les deux yeux, sous forme d'une ligne bleuâtre, entourant la moitié supérieure de la cornée.

L'enfant tient ses yeux assez tranquilles; on ne découvre de trace ni d'inflammation, ni de sécrétion maladive.

La mère a eu une grossesse sans accidents ni complications; elle est fort émue et persuadée que son enfant est atteint d'une cécité congénitale incurable. L'auteur ayant souvenir de faits publiés de guérison spontanée, s'abstient de tout traitement.

Le 16 août (l'enfant est né le 12), les taches sont plus petites, moins denses, plus éloignées de la circonférence.

Le 23, la tache du côté droit a très notablement diminué; on aperçoit la pupille.

Le 26, insufflation de calomel pour aider à la résorption.

Le 19 septembre, la résorption a été assez active pour que la tache soit réduite à la moitié à droite, et au tiers à gauche.

Le 17 janvier, il ne reste plus à droite qu'un léger trouble au centre; l'iris et la pupille sont très distinctement visibles; à gauche le trouble est un peu plus marqué.

Juin 1854. La cornée est complètement diaphane, la gauche a conservé un peu de nébulosité demi-transparente; la vision s'exécute de manière à ne rien laisser à désirer.

(1) Prager Vierteljahrschrift für die praktische Heilkunde, 1855, 1er vol., p. 57, traduit des Archives générales de médecine, 1855, vol. I, p. 338.

Observation VIII (Laurence).

Intitulée : Corneitis interstitialis in utero (1).

Un enfant de trois mois est présenté à *Surrey ophthalmic Hospital*. Les deux cornées sont très grandes et proéminentes, leur centre laiteux et finement granuleux. L'opacité va en diminuant insensiblement vers la périphérie qui est transparente et permet de voir l'iris de couleur bleue, se contracter normalement. La perception de la lumière parait satisfaisante. L'enfant avait présenté cet état à la naissance, et un mois après l'avoir observé, je ne remarquai aucun changement.

Cette observation qui porte le titre de kératite interstitielle dans l'utérus, se rapproche entièrement de celles que j'ai rapportées ici : on y trouve l'augmentation des diamètres et de la courbure de la cornée ; la concentration plus grande de l'opacité au centre. Il n'est pas surprenant de voir qu'au second examen, il n'y ait aucun changement quand on sait que c'est au bout de plusieurs années qu'on voit arriver la disparition de l'opacité.

Observation IX (due à V. Muralt) (1).

Pauline Hallauer, âgée de 9 mois, du canton de Schaffouse, sœur de George et de Jean Hallauer, tous les deux atteints d'hydrophthalmie congénitale, montra en 1865 les phénomènes suivants :

Bientôt après la naissance on aperçut des deux côtés que la cornée très grande était troublée sans qu'il ait jamais existé d'ophthalmie purulente (blennorrhea neonatorum). Ce trouble ternit toute la cornée ; il était d'une transparence bleuâtre et ne se con-

(1) Zaccharie Laurence. Klinische Monatsblatter für Augenheilkunde, p. 351, 1863. (Traduit des Annales d'oculistique, 1864, t. LI, p. 111.

(1) Cette observation est tirée de la thèse déjà citée de Wilhem, V. Muralt. Sur l'hydrophthalmie congénitale.

centrait que peu à peu vers le centre (comme on le remarque chez son frère George). Le trouble cependant n'est pas aussi considérable que chez ce dernier, mais même au centre, il existe encore un certain degré de transparence.

A gauche, la cornée est extrêmement grande et dilatée ; très saillante ; à droite, la cornée ne dépasse que peu les dimensions ordinaires, mais ici aussi le processus *ectatique* commence à devenir appréciable.

L'enfant mourut dans la même année d'une maladie aiguë.

Observation X (due à Muralt).

George Hallauner, âgé de 10 ans, du canton de Schaffouse, frère de Pauline (obs. précédente) et de Jean Hallauer.

Le malade se présente en 1865, avec sa sœur, pour une consultation, et je résume de l'observation de ce moment ce qui suit : Bientôt après la naissance, on aperçut un trouble uniforme de la cornée, augmentée dans tous ses diamètres, des deux côtés, sans qu'il y ait jamais eu d'ophthalmie purulente. Ce trouble s'étendait à toute la cornée, était d'une transparence bleuâtre et ne se concentrait que peu à peu vers le centre. Au centre de la cornée, l'opacité est plus épaisse, blanche, opaque, vasculaire. La périphérie de la cornée droite est transparente dans une zone étroite, mais la région périphérique extrême ressemble à la sclérotique. Dans l'œil gauche, la zone transparente manque. Les dimensions du globe dépassent l'état normal. Les veines ciliaires antérieures sont considérablement élargies. A droite, on voit au milieu de la pupille qui est située profondément une cataracte capsulo-lenticulaire. Maintenant on note ce qui suit : Le père, âgé de 56 ans, est myope des deux côtés, M. 1/36, S. 5/6. On nous dit que la mère a de bons yeux et qu'elle voit bien au loin. Ces parents ont 9 enfants : 1° fille bien portante ; 2° fils (Jean. Hydrophthalmie) ; ensuite, 3 filles en bonne santé ; puis, 2 fils bien portants, et enfin Georges et Pauline, atteints tous les deux d'hydrophthalmie.

A part son affection oculaire, notre malade a toujours été bien portant. C'est un garçon bien développé et très éveillé. La conformation de la tête est normale, l'ouïe très bonne. Le malade n'arrive pas à se conduire seul ; perception quantitative de la lumière, aucune perception des couleurs.

Les deux globes sont très saillants, ce qu'on remarque déjà les paupières fermées. Cornée globuleuse. La partie voisine de la sclérotique est très étendue. L'espace entre le bord de la cornée et la sortie des artères ciliaires s'est étendu au moins du double. Il est très difficile de préciser l'endroit où s'unissent la cornée troublée et la sclérotique amincie.

O. D. — Diamètre horizontal de la cornée, 15 millim. Diamètre vertical, 19 millim. Proéminence, 18 millim.

Au milieu de la cornée, cicatrice avec une couche d'épithélium cylindrique distinct, d'une teinte jaune rougeâtre, riche en vaisseaux, très apparente, d'un diamètre horizontal de 6 millim., et dépassant le niveau de la cornée de 3 millim.

Cette production a une grande ressemblance avec les ulcères dermoïdes décrits et représentés par De Graefe et Horner; il n'y manque que les poils qui du reste ne se présentent pas toujours en pareil cas ; la couleur surtout est tout à fait semblable.

La pupille s'élargit très lentement avec le collyre d'atropine. L'examen ophthalmoscopique est naturellement impossible.

A gauche, toute la cornée est ternie ; il n'existe aucune portion transparente. Diamètre horizontal, 14 millim. ; diamètre vertical, 17 millim. ; proéminence, 17 millim.

L'élévation du milieu de la cornée a 4 millim. de diamètre horizontal et 2 millim. de saillie ; elle répond en couleur, vaisseaux et forme, à celle de l'œil droit.

Les deux globes sont suffisamment couverts par les paupières ; pas d'entropion.

On pourrait croire, à la lecture de cette observation rapportée par Muralt, qu'il y avait sur la cornée une production nouvelle, une sorte de production dermoïde ; telle n'est pas son opinion. En effet, dans une partie de son travail, il dit :

« Est-ce par suite de frottements des cils contre le globe de l'œil, ou est-ce parce que le globe a atteint une telle étendue que les paupières ne peuvent plus le couvrir, en tous cas, il résulte qu'à cette époque du développement, il se développe souvent une conjonctivite ou une kératite, produites par une irritation mécanique, et c'est par là que s'expliquent, dans nos cas, les éblouissements, les pleurs, etc.

La kératite, si elle n'est pas bien traitée, peut alors amener des opacités épaisses, qu'on peut facilement distinguer du trouble diffus de la cornée déjà signalé. Les formations spéciales, dans le centre de la cornée, dans l'observation de Georges Hallauer, sont par exemple les suites du kératite qui avait guéri en laissant une cicatrice sur laquelle il se formait une végétation épithéliale. »

Je crois que cette ulcération du sommet de la cornée était dans ce cas analogue au trouble qu'on rencontre au bout d'un certain temps au sommet du kératocone, et qu'on peut vraisemblablement attribuer à la pression exercée sur le sommet de la cornée par les paupières.

Je ne veux pas ici rapporter toutes les observations citées dans la thèse de Muralt ; j'ajouterai seulement qu'il a signalé dans un certain nombre de cas des éblouissements, de la photophobie, en même temps que le trouble de le cornée et l'augmentation de volume du globe.

Observation XI (Hubert) (1).

Opacités congénitales d'inégale intensité sur les deux yeux. Guérison spontanée.

Nous avons eu l'occasion de voir un enfant âgé de 20 jours, qui présentait des opacités aux deux cornées.

Les cils, les sourcils et les ongles étaient beaucoup moins développés qu'ils ne le sont d'ordinaire au moment de la naissance.

L'enfant, venu avant terme, était chétif, malingre, et ne pesait que quatre livres. Les paupières étaient normalement configurées;

(1) Hubert. Etude sur le développement de la cornée et sur les opacités congénitales de cette membrane. Thèse inaugurale, 1876.

cependant la fente palpébrale du côté gauche était un peu moins large que celle du côté droit.

La conjonctive ne présentait aucune trace d'inflammation ancienne ou récente.

Le volume et la consistance de l'œil droit n'offraient rien à noter.

L'œil gauche, un peu moins volumineux, était aussi légèrement dévié en dedans, mais ce strabisme interne était très-peu accusé.

Une opacité leucomateuse occupait toute l'étendue de la cornée, excepté à la partie externe, où existait un espace transparent qui permettait d'apercevoir l'iris.

L'opacité se continuait directement avec la sclérotique, dont elle ne différait que fort peu par la courbure de la cornée, qui semblait aplatie et plus large qu'à l'état normal.

Du côté droit, n'existent que des taches très légères et peu étendues, se dessinant comme des nuages à demi transparents, au niveau du centre de la cornée.

Malgré la diffusion résultant de la translucidité de ces taches, il est possible d'examiner le fond de l'œil.

Nous pûmes constater que les parties profondes étaient normales, qu'il n'y avait pas d'opacité du cristallin, pas de trouble du corps vitré, pas de lésion de la papille ni du nerf optique, pas de coloboma de la choroïde, aucune des complications si fréquemment signalées dans les opacités de la cornée.

Nous avons trouvé un degré assez marqué d'hypermétropie, en même temps qu'un astigmatisme très irrégulier. Ces troubles de réfraction se traduisaient par leurs signes ophthalmoscopiques habituels.

La perception lumineuse était conservée dans les deux yeux. En effet, la lumière d'une lampe, concentrée à l'aide d'une lentille sur la cornée droite nuageuse, détermine une contraction vive de l'iris normalement constitué; en même temps, l'enfant détourne la tête et ferme les paupières.

La même opération, pratiquée sur l'œil gauche, où siège l'opacité leucomateuse, déterminait des contractions réflexes de la pupille du côté opposé; celle du côté correspondant se trouve masquée par l'opacité,

L'enfant a été revu trois mois plus tard. La tache leucomateuse, qui occcupait presque toute l'étendue de la cornée gauche n'existe plus que dans les deux tiers inférieurs.

Les taches, beaucoup plus légères, qui existaient à droite, ont complètement disparu.

La transparence parfaite de cette cornée nous permet de constater plus facilement les anomalies de réfraction déjà signalées.

L'observation suivante due à l'obligeance de M. Ch. Abadie est intéressante par ce fait que, lors du premier examen, la tension de l'œil droit où siégeait l'opacité la plus prononcée était augmentée d'une façon certaine. A un second examen, l'opacité avait une moindre étendue, et la tension oculaire avait également baissé. De sorte que lors du second examen, on ne pouvait penser à un état glaucomateux qu'on avait pu craindre tout d'abord.

Observation XII (due à M. Abadie).

M. X... et Mme X... amènent à ma consultation leur enfant, âgé de 8 mois. Au moment de la naissance, ils ont constaté que les yeux n'avaient pas leur volume normal ; ils paraissent plus gros que ceux d'un enfant qui vient de naître ; néanmoins l'occlusion des paupières s'effectuait d'une façon complète. Outre l'augmentation apparente du volume du globe oculaire, les personnes qui entouraient l'enfant remarquèrent que les cornées de l'enfant étaient comme voilées, nuageuses, dans toute leur étendue, présentant l'aspect d'un verre dépoli, ce qui donnait à l'enfant une expression de physionomie particulière. Sans cette malformation oculaire congénitale, l'enfant semblait jouir d'une santé parfaite et ne présentait aucun autre vice de conformation. Le père et la mère se portent bien, et n'étaient pas parents entre eux avant leur mariage. Ils ont un autre enfant qui a 6 ans et demi, les yeux sont bien conformés.

Nous procédons à l'examen et nous constatons que des deux côtés les cornées ont des dimensions beaucoup plus considérables qu'à l'état normal : leur diamètre atteint au moins 12 millimètres. C'est surtout cet agrandissement de la cornée qui donne aux yeux leur aspect particulier et les fait paraître plus volumineux. En réalité, en soulevant les paupières, et examinant les globes oculaires, on constate que leur volume est à peu près normal. La cornée gauche est presque transparente et laisse facilement apercevoir l'ouverture pupillaire qui paraît contractée. A droite, la cornée est beaucoup plus terne, plus nuageuse, et il faut recourir à l'éclairage oblique donné par une source lumineuse intense pour apercevoir l'iris et l'ouverture pupillaire.

Les parents de l'enfant affirment qu'à l'époque de la naissance les cornées étaient beaucoup plus opaques qu'actuellement, et qu'à gauche particulièrement on a pu observer un grand changement dans l'état de la transparence de la cornée.

La vision semble exister de deux côtés : quand on présente un objet brillant ou lumineux, l'un des deux yeux étant fermé, l'enfant dirige son regard de ce côté.

La question importante à résoudre dans ce cas, au point de vue du pronostic et du traitement, était de savoir s'il y avait ici simple malformation de la cornée (cornée globuleuse) ou bien lésion secondaire consécutive à un état glaucomateux.

La marche de l'affection et l'examen de la tension pouvaient éclaircir ce point délicat. A gauche, où la cornée est presque transparente, et s'est améliorée depuis la naissance, la tension paraît normale. A droite, au contraire, où la cornée est encore terne, la tension était manifestement augmentée et pouvait être évaluée à Tn + 1.

Il est donc permis de se demander s'il n'y a pas ici, d'un côté une simple malformation, qui ne porte que sur la cornée, et si de l'autre, il n'existe pas un véritable état glaucomateux.

Ce n'est que la marche de l'affection et des examens prochainement répétés qui permettront de reconnaître réellement de quoi il s'agit.

Ces jours derniers, l'enfant a été revu : la vision semble s'effectuer d'une manière plus satisfaisante, au dire des parents ; le trouble de la cornée droite a diminué d'une manière évidente ; la tension a également baissé, et est devenue à peu près normale.

Ce second examen tend à prouver qu'il n'existe pas ici un état glaucomateux, mais plutôt une malformation de la cornée, conséquence d'une pression intra-oculaire exagérée.

Observation XIII (personnelle).

Opacités totales des deux cornées. — Augmentation de volume du globe. Photophobie. Disparition graduelle de l'opacité.

(Je tiens à remercier ici M. le Dr Cluzeau, de Gisors, qui m'a fourni une grande partie des renseignements nécessaires à la rédaction de cette observation.)

A la fin de l'année 1875, M. le Dr Cluzeau présenta à M. Panas une petite fille, âgée de trois semaines, atteinte d'une affection des yeux, remontant à la naissance.

L'examen extérieur de l'œil ne révélait rien autre chose qu'une saillie anormale du globe sous les paupières; pas de rougeur, pas d'écoulement.

En ouvrant les paupières, on découvrait les cornées opaques, d'une couleur bleu foncé, que les parents comparaient au reflet de l'eau; les yeux étaient saillants, volumineux, et le siège d'une photophobie très intense qui se manifestait par des cris et des pleurs lorsqu'on portait l'enfant au grand jour.

Le globe de l'œil augmenté de volume dans sa totalité, ne présentait pas d'injection, pas de strabisme, pas de nystagmus.

Traitement. Douches de vapeur sur les deux yeux, compresses chaudes, iodure de potassium à doses élevées jusqu'à 2 gr. — continué pendant deux ans, — puis sirop d'iodure de fer.

Vers l'âge de dix mois, les cornées ont commencé à devenir moins opaques; l'enfant suivait les lumières du regard, percevait l'ombre des gros objets; la photophobie persistait, mais avec moins d'intensité.

Il y a un an, à la suite de la rougeole, l'enfant a été atteinte d'une conjonctivite catarrhale très intense, avec écoulement purulent très abondant.

A la suite de cette inflammation vive, la cornée s'est éclaircie plus rapidement, de la périphérie au centre; en même temps la saillie des yeux a diminué.

Au mois de janvier 1880, j'examine l'enfant et je constate l'état suivant :

Petite fille, âgée de 4 ans, blonde, pâle, d'aspect lymphatique, très intelligente : elle a présenté de la scrofule infantile et des accidents à forme méningitique, avec vomissements, qui se sont reproduits trois fois, et coïncidant avec l'éruption des dents.

Elle présente encore aujourd'hui de la blépharite ciliaire, d'origine strumeuse.

Elle n'a marché qu'assez tard, après 18 mois ; peut-être l'imperfection de la vision a été cause de ce retard ; cependant je ne le crois pas, car, encore actuellement, on constate que l'enfant marche avec les genoux légèrement déviés en dedans.

Elle voit actuellement très clair pour se conduire, distingue à 1 mètre de distance de petits objets, tels qu'une clef, une montre ; distingue les couleurs, et se baisse pour ramasser à terre des épingles.

La vision à distance s'effectue également d'une manière satisfaisante ; d'un côté à l'autre de la rue, c'est-à-dire à une distance de plus de 20 mètres, elle reconnaît les personnes. Quoiqu'il persiste un certain trouble de la cornée, elle commence à apprendre à lire.

La cornée est encore sensible à la lumière ; la petite malade marche presque toujours la face tournée vers le sol, et il faut solliciter son attention pour qu'elle regarde vers le haut. Les yeux sont encore saillants, volumineux ; les cornées, élargies dans tout leur diamètre, sont légèrement bombées.

La périphérie est parfaitement transparente ; au centre on trouve un léger nuage qui va en diminuant d'intensité à partir du point médian. L'épithélium est sain ; les cornées sont lisses à leur surface.

L'iris, de couleur foncée, se contracte sous l'influence de la lumière.

Autour du cercle scléro-cornéen, on voit une zone de couleur gris bleuâtre, large de 4 à 5 millimètres ; ce cercle qui occupe toute la circonférenc du globe, doit être attribué à la choroïdite.

Il se rencontre également des deux côtés, mais paraît plus foncé sur l'œil droit.

Pas de sensibilité des yeux à la pression ; pas de strabisme.

La tension oculaire est normale.

Les antécédents héréditaires sont les suivants :

La mère, âgée de 25 ans, a toujours été mal portante jusqu'à la puberté ; elle présente des dents mal rangées, inégales ; teinte pâle de la peau ; actuellement la santé est meilleure. Elle est enceinte de huit mois, et n'a présenté aucun accident pendant la grossesse. Le grand-père maternel de l'enfant est mort phthisique.

Le père, actuellement bien portant, paraît avoir des antécédents syphilitiques, mais cela n'est que supposé.

Observation XIV (personnelle).

Opacités totales des deux cornées. — Photophobie. — Amélioration.

Garçon de sept semaines. Amené à la consultation de M. Panas, salle Helmholtz, hôpital Lariboisière, le 7 janvier 1878.

Cet enfant, d'ailleurs bien conformé, nourri au sein par sa mère, présente les deux yeux dans l'état suivant : Les deux cornées, augmentées d'étendue, sont troubles dans leur totalité, présentent une coloration blanc bleuâtre ; leur surface est lisse, luisante, les yeux sont saillants, volumineux, présentant au niveau du cercle ciliaire une teinte grisâtre.

La cornée du côté gauche est plus saillante que celle du côté opposé.

Pas de rougeur du globe ni des paupières, pas de larmoiement.

Photophobie très accusée ; l'enfant pleure aussitôt qu'on ouvre les paupières à la lumière ; au contraire, dans l'obscurité, il ouvre les yeux spontanément : aucun indice de perception lumineuse.

M. Panas fait commencer immédiatement le traitement suivant : douches de vapeur sur les deux yeux, compresses de flanelle imbibée d'eau de camomille chaude et recouverte de taffetas gommé. Iodure de potassium 0,20 centigr. par jour.

Antécédents. Le père tousse souvent, a craché une fois du sang (1) ; sans faire de maladies, est souvent indisposé.

Une tante maternelle de l'enfant présente un coloboma irido-choroïdien.

Une autre petite fille est d'une bonne santé habituelle.

La mère, actuellement bien portante, a présenté des accidents de fièvre cérébrale, avec hémiplégie, à l'âge de 8 ans ; elle n'a éprouvé aucun malaise pendant la grossesse.

Une de ses sœurs est morte de fièvre cérébrale à 8 ans. Pas d'antécédents spécifiques ni du côté du père, ni du côté de la mère.

4 avril. Le petit malade est ramené à la consultation ; se développe bien ; on croit aprcevoir une légère amélioration ; la photo-

(1) J'ai appris tout dernièrement que le père et la mère étaient parents (cousins au 2e ou 3e degré) avant leur mariage.

phobie est moins intense; les cornées paraissent moins opaques à la partie supérieure.

20 mai. Les compresses échauffantes et les douches ont déterminé de la conjonctivite avec écoulement purulent.

Cessation momentanée du traitement.

Le petit malade semble mieux apercevoir, dans l'obscurité suit du regard la lumière d'une bougie.

Février 1880. L'enfant, qui n'a été ramené que rarement à la consultation à cause de l'éloignement, est toujours bien portant : marche depuis sept à huit mois. Ses dents se sont développées normalement; quelques désordres gastro-intestinaux.

La photophobie a disparu presque complètement; l'enfant commence à voir et à reconnaître les gros objets.

La cornée droite a commencé à s'éclaircir depuis un an environ, à partir de la périphérie; il existe actuellement, autour d'une opacité centrale, un cercle transparent que laisse apercevoir l'iris L'opacité est d'ailleurs moins saturée dans sa totalité.

La cornée est bombée, saillante.

Pas d'amélioration appréciable du côté de l'œil gauche.

Les yeux sont toujours volumineux, et présentent un cercle ardoisé de choroïdite.

Traitement. Compresses. Iodure de potassium alterné avec l'huile de foie de morue.

Observation XV (personnelle).

Opacités totales des deux cornées. — Disparition spontanée — Forme globuleuse de la cornée.

Garçon de 5 ans, amené à la clinique ophthalmologique de M. le professeur Panas, à l'Hôtel-Dieu, le 5 septembre 1879.

Cet enfant présente les yeux dans l'état suivant :

L'œil droit, augmenté de volume, saillant, laisse voir dans la moitié supérieure de la cornée une teinte bleuâtre, opaline; la cornée est fortement bombée en avant, et augmentée d'étendue; elle se continue sans ligne de démarcation nette avec la sclérotique à la partie supérieure. En certains points, cette union semble se faire au moyen de dentelures séparant les parties opaques des portions plus claires.

A la portion inférieure la cornée est légèrement trouble, et c'est sans ligne de séparation qu'on arrive à la partie supérieure où l'opacité est le plus saturée : cette opacité se dégrade progressivement, de telle sorte que dans le cinquième inférieur la cornée présente presque la transparence normale.

La chambre antérieure est augmentée de profondeur par suite de l'augmentation de courbure de la cornée. L'humeur aqueuse, transparente, laisse voir l'iris de coloration brune, uniforme. Le petit malade voit très imparfaitement les lumières, suit cependant de l'œil les gros objets.

L'œil gauche, également volumineux, présente la cornée transparente dans la plus grande partie de son étendue : on ne trouve actuellement qu'un léger dépoli du tiers supérieur.

Ses dimensions sont augmentées ainsi que sa courbure. Son union avec la sclérotique se fait d'une façon plus appréciable que du côté opposé, et sans aucune trace de dentelures.

De ce côté, on peut à cause de la transparence plus étendue de la cornée, et de la limpidité de l'humeur aqueuse, voir l'iris brun se dilater et se contracter suivant qu'on éloigne ou qu'on rapproche les lumières.

C'est cet œil qui sert habituellement au petit malade ; il voit les gros objets à quelques mètres; pour distinguer les plus petits, il est obligé de les approcher très près de son œil.

L'augmentation de volume de l'œil ne porte pas seulement sur la cornée; mais le globe tout entier y prend part; la sclérotique, amincie en certains points, distendue, présente de larges plaques de choroïdité antérieure.

L'acuité visuelle n'a pu être mesurée, l'indocilité de l'enfant n'a pas permis l'examen ophthalmoscopique.

La tension oculaire est normale; l'œil n'est pas douloureux à la pression. Il existe encore actuellement une certaine crainte de la lumière vive.

L'affection qui nous occupe remonte à la naissance. Deux heures après l'accouchement, la mère remarqua que les yeux de l'enfant étaient opaques, d'un blanc bleuâtre dans toute l'étendue de la cornée.

Les yeux étaient volumineux, saillants, sans trace de rougeur, ni d'écoulement. Il existait alors de la photophobie assez intense qui se manifestait par des cris quand on écartait les paupières.

Jusqu'à l'âge de 10 mois, l'enfant n'eut aucune perception lumineuse; ce n'est qu'à cet âge que les parents remarquèrent que le soir il suivait les lumières du regard.

C'est à partir de cette époque que les cornées ont commencé à s'éclaircir d'une façon progressive, de bas en haut, et de la circonférence au centre, sans aucune rougeur de l'œil, sans poussées inflammatoires.

A l'époque de la naissance, l'enfant paraissait bien constitué, sans aucune difformité autre que celle des yeux.

Les dents se sont montrées normalement : elles sont blanches, unies, sans trace de dentelures.

La voûte palatine ne présente pas la forme ogivale.

L'enfant n'a commencé à marcher qu'à l'âge de 22 mois ; ses jambes étaient faibles ; il marchait avec de grandes oscillations du tronc, les genoux tournés en dedans et les pieds écartés.

Il présente actuellement un certain degré de genu-varum.

Le ventre autrefois très développé est encore plus volumineux qu'il ne l'est habituellement chez un enfant de cet âge.

L'ouïe est très obtuse : l'oreille droite présente un écoulement strumeux depuis quelques mois ; il existe un gonflement ganglionnaire de même nature au niveau de l'angle de la mâchoire.

L'intelligence est peu développée : la tête n'offre pas de déformation hydrocéphalique ; l'expression de la face indique de l'hébétude.

La santé générale est bonne.

Le père et la mère, non parents, sont tous deux originaires d'un bourg de la Savoie où autrefois le goître et le crétinisme étaient endémiques ; cependant, au dire des parents, les ascendants directs n'étaient pas atteints de ces affections : il y a des collatéraux goîtreux.

Aucun antécédent morbide du côté du père ; 38 ans ; la mère a eu de la gourme vers l'âge de 10 ans ; depuis, aucune maladie ; jamais elle n'a eu d'avortement ; 33 ans.

Un premier enfant, né il y a six ans, bien constitué en apparence, mourut à la suite de convulsions, au bout de neuf jours.

Un troisième enfant (celui qui fait le sujet de cette observation étant le second) est mort à l'âge de 3 ans, atteint d'hydrocéphalie, avec rachitisme des membres et très probablement tuberculisation mésentérique.

Un dernier enfant, âgé de 1 an, paraît bien portant ; sans vice de conformation ; il est nourri au sein.

Je crois devoir rapporter, à côté des observations où la cornée opaque s'accompagnait le plus souvent d'augmentation de volume du globe, un fait d'hydrophthalmie congénitale, observé par M. Abadie, qui a bien voulu me le communiquer, fait dans lequel une iridectomie, pratiquée pour des accidents simulant le glaucome, n'a pas enrayé la maladie. Cette observation est intéressante à ce point de vue ; elle montre la marche envahissante du processus hydrophthalmique, et nous force à assombrir le pronostic. La terminaison de tels désordres oculaires a déjà d'ailleurs été signalée par Muralt. « Après le moindre traumatisme, par suite de la grande tension du globe qui existait avant et qui diminue soudainement, il survient des décollements de la rétine, et la phthisie termine le tableau. Ceci est la terminaison fatale pour de tels yeux, si un opérateur ne s'est pas déjà laissé entraîner par les sollicitations de ceux qui entourent le malade, ou par l'aspect terrible de l'œil, à faire des essais opératoires. »

Observation XVI (due à M. Abadie).

Mme X... me conduit son fils, âgé de 4 ans ; depuis sa naissance elle a remarqué que les yeux de l'enfant étaient très volumineux, mais néanmoins jusqu'à l'âge de 3 ans, la vision semblait relativement assez bonne, de telle sorte qu'elle n'a jamais consulté de médecin.

Il y a un an environ, elle a remarqué que la prunelle (la pupille) de l'œil gauche de l'enfant prenait un aspect grisâtre. Cette teinte s'accentuait de jour en jour, et enfin la pupille au lieu d'avoir une teinte noire comme celle du côté opposé est devenue tout à fait blanche. Inquiète de ce changement survenu dans l'état de l'œil gauche, elle a cherché à s'assurer si la vision existait toujours de ce côté; elle a constaté avec inquiétude que de ce côté la vision semblait abolie. Préoccupée de cet état de choses, elle nous amène son enfant afin de savoir si on pourra améliorer la vision de cet œil.

Au premier coup d'œil, en examinant l'enfant, il est facile de voir qu'il est atteint d'hydrophthalmie congénitale.

Les cornées ont augmenté de diamètre ; en écartant les paupières, on constate que les globes oculaires sont plus volumineux que ceux d'un enfant du même âge.

Les cornées sont presque entièrement transparentes; pourtant à l'éclairage oblique, très-légère teinte opaline, mais qui n'empêche pas l'examen des parties plus profondes, iris et ouverture pupillaire.

A gauche, cataracte complète, et synéchie postérieure totale de telle sorte que l'ouverture pupillaire tout entière se trouve adhérente au cristallin. Celui-ci présente une teinte blanchâtre, crayeuse, comme dans les dégénérescences calcaires.

En explorant la tension, on constate qu'elle est au-dessous de la moyenne normale. Enfin en recherchant l'état de la sensibilité rétinienne, on voit qu'il n'y a plus trace de perception lumineuse.

Nous sommes conduits à admettre que sur cet œil, il y a eu hydrophthalmie congénitale, avec distension des enveloppes de l'œil, décollement rétinien, cataracte, et diminution de la tension intraoculaire.

Du côté droit, nous explorons les parties profondes de l'œil, ce qui est possible, grâce à la transparence des milieux. Nous constatons que la papille présente une excavation typique comme dans les cas de glaucome chronique simple chez les personnes âgées même refoulement de la surface nerveuse, même coude des vaisseaux au point de pénétration dans l'excavation.

La tension est manifestement surélevée. La pupille moyennement dilatée. L'exploration du champ visuel est très-difficile (à cause de l'âge de l'enfant) : on constate cependant qu'il est rétréci du côté nasal.

Dès lors, on était obligé d'admettre ici pour expliquer tous ces désordres un état glaucomateux qui probablement était la cause déterminante de l'hydrophthalmie.

La succession des phénomènes morbides qui s'était montrée dans l'œil gauche indiquait qu'il y avait eu, là aussi, à l'origine des lésions analogues, et ici, sans non-intervention, le pronostic devenait absolument mauvais.

Dès lors, je me décidai à pratiquer une iridectomie sur l'œil droit, malgré les dangers que présente cette opération en pareille circonstance, et cherchant du reste à la faire avec toutes les précautions voulues pour éviter les accidents, rupture de la zonule, issue du corps vitré, etc.

L'enfant fut chloroformé jusqu'à insensibilité complète, et au moyen d'un couteau lancéolaire, je fis une petite ponction à la périphérie de la cornée, comme si j'avais voulu pratiquer une simple paracentèse. Néanmoins, à travers cette ouverture qui pouvait avoir 3 millim. d'étendue, l'iris s'engagea, je pus le saisir avec des pinces et faire une assez large excision. Les suites de l'opération furent des plus simples, sans rupture de la zonule, sans issue du corps vitré et l'œil se comporta ensuite comme dans une iridectomie ordinaire.

Longtemps après l'opération, la tension intra oculaire semblait manifestement moins forte qu'elle n'était auparavant.

J'ai suivi cet enfant pendant deux ans, et j'avais constaté que sa vision s'était améliorée. J'avais donc conçu les plus belles espérances pour l'avenir de cet œil, lorsque dans le cours d'une violente rougeole avec phénomènes graves survint tout à coup un trouble considérable de la vision, surtout constaté au moment de la convalescence.

La mère fort effrayée m'amena son enfant qui distinguait à peine, et je constatai en effet qu'il s'était produit un vaste décollement de la rétine.

Depuis, la situation est restée à peu près la même, le décollement s'est encore étendu, et il reste une très petite portion supérieure de la rétine qui permet à l'enfant de compter les doigts à quelques centimètres de distance dans la partie inférieure et interne de son champ visuel.

Il est plus que probable que pour cet œil, la rougeole n'a été que la cause déterminante des accidents qui se seraient sans doute développés plus tard et qu'ils ont été seulement retardés par l'intervention chirurgicale.

PATHOGÉNIE ET ETIOLOGIE.

L'étude du développement de la cornée chez l'embryon permet d'affirmer que la lésion qui constitue les opacités congénitales de la cornée n'est pas un arrêt de développement.

En effet, c'est au troisième mois de la vie intra-utérine que la cornée se sépare de la sclérotique et devient transparente. Or, à cette époque, si on examine le volume de l'œil, on voit qu'il a à peine le volume d'une lentille, dont il présente également la forme aplatie.

Plus tard, il se montre dans la cornée des vaisseaux, l'apparition des vaisseaux est pour la cornée un acte important de développement. Alors se modifient par suite du changement des conditions de nutrition, la structure de la membrane, sa forme, son épaisseur. On trouve chez le fœtus humain parvenu à la seconde moitié de la grossesse et plus tôt encore des ramifications vasculaires partant de la face antérieure et postérieure de la sclérotique, qui se distribuent aux faces correspondantes de la cornée.

Ces vaisseaux s'avancent presque jusqu'au centre de la cornée, sans former, ni anses, ni coudes, ils se perdent dans le tissu propre de la conjonctive cornéenne ; plus tard ces vaisseaux disparaissent et leur disposition en cercle autour de la cornée explique la disparition graduelle de la périphérie au centre des opacités congénitales.

Il est hors de doute que s'il existait au début de la vie intra-utérine un arrêt de développement, l'œil tout entier ne se développerait pas ou le ferait d'une manière incomplète. C'est là, en effet, ce que l'on rencontre dans les cas de cicatrices de la cornée se produisant dans la vie intra-utérine, où le volume du globe est considérablement diminué.

D'autres observateurs, au contraire, ont admis toujours dans les malformations congénitales de l'œil et de la cornée l'influence de l'inflammation. C'est ainsi qu'on a attribué à l'ophthalmie purulente, née pendant la vie fœtale, l'absence de l'un ou des deux yeux constatée à la naissance : la maladie aurait produit d'abord la fonte de la cornée, et consécutivement le globe tout entier se serait atrophié pour former un moignon sans structure apparente.

L'examen des observations d'opacités congénitales de la cornée montre que toujours l'affection existe seule : il n'en pas ainsi généralement lorsqu'il se produit des arrêts de développement pendant la vie intra-utérine.

Un vice de conformation atteint rarement la cornée seule, mais siège en même temps, soit sur le globe oculaire et ses annexes, soit sur d'autres points du corps.

On pourrait invoquer, comme cela se produit pour certains faits, l'existence d'une altération isolée de la cornée, qu'on rencontre dans certains cas, soit sous l'influence de la variole intra-utérine (observation de M. Panas. *Gazette de hôpitaux*, 1871) soit par suite d'une cause inconnue (observation de A. Von Graefe, *Archiv für ophthalm.*, t. I, 2 p. Berlin 1854). Mais dans ces faits, dont la mécanisme n'est pas douteux, la lésion est unilatérale, la couleur crayeuse de l'opacité rappelle le leucome cicatriciel qui se produit plus tard sous l'influence de l'ulcération de la cornée. Le plus souvent, il existe encore des parties de l'iris enclavées dans la cicatrice ; et il peut rester une partie de la cornée encore transparente.

De plus la marche différente du leucome cicatriciel et de l'affection que je désigne ici sous le nom d'opacité congénitale de la cornée indique que les causes en sont tout à fait opposées.

Sauf les observations de Ware qui sont rangées par Wharton Jones au nombre des hydrophthalmies congénitales, tandis que d'autres les considérent comme des opacités congénitales isolées, cette affection de la cornée du nouveau-né a toujours été étudiée isolément, et l'on désignait sous le nom de complication les symptômes concomitants; mégalophthalmie, augmentation de diamètre de la cornée, etc.

L'examen attentif des faits rapportés plus haut permet de reconnaître facilement, et d'une manière constante dans tous les cas, l'existence d'un groupe de symptômes que je crois pouvoir rattacher à une seule cause.

Ces symptômes sont :

1° Du côté de la cornée :

a. l'augmentation des diamètres ;

b. le changement de courbure ;

c. la couleur particulière de l'opacité.

2° Les lésions du globe oculaire dans sa totalité (ceux ci ne sont pas constants) :

a. l'augmentation générale du globe ;

b. le cercle grisâtre, ardoisé, de choroïdite antérieure.

3° Les troubles de la vision, dus soit au trouble de la cornée, soit aux changements de forme du globe oculaire.

4° La photophobie.

5° Enfin, dans certains cas, on observe une augmentation de la tension intra oculaire.

J'emprunterai au travail de Muralt, déjà signalé, les théories du développement de ce qu'il appelle la cornée globuleuse opaque; sa description se rattache par un grand nombre de points communs aux faits que j'ai pu observer.

Von Gräfe, dit-il, affirme que le kératoglobe peut naître par suite de la diminution de la force de résistance de la cornée.

Une question maintenant se présente à nous : dans l'hydrophthalmie congénitale, l'augmentation de pression intra-oculaire est-elle la première cause et détermine-t-elle par suite la dilatation de la cornée et tout l'ensemble des phénomènes, ou bien la cornée globuleuse est-elle la première origine et entraîne-t-elle, peut-être par le tiraillement des nerfs quelle renferme, l'élévation des pressions intra-oculaires, avec la suite des phénomènes de glaucome consécutif que nous reconnaissons très clairement dans les périodes avancées de l'hydrophthalmie.

A cet égard, on pourrait dire avec raison qu'une pression intra-oculaire plus élevée, en supposant un plus grand défaut de consistance de la cornée, pourrait produire la forme globuleuse de cette membrane et alors, après une certaine dilatation de la cornée, d'autres parties de l'œil participeraient à la dilatation. Mais d'autre part, nos recherches jusqu'à présent montrent que la grande dureté du globe, l'excavation de la papille, suite de la pression, sont les premiers accidents consécutifs, et que *l'origine première est une lésion primitive de la cornée.*

Les nombreuses recherches relatives à l'influence des nerfs sur la pression intra-oculaire, faites par Adamuck, Lowers, Ludwig et Thiry, et surtout celles plus récentes d'Hippel et Grunhagen ont prouvé avec certitude que le trijumeau renferme des fibres nerveuses particulières qui possèdent la propriété de dilater activement les vaisseaux de l'œil, comme on voit dans une synéchie antérieure, par tiraillement des fibres du trijumeau qui se trouvent dans la région uvéale se produire la forme globuleuse, ou pour prendre un exemple plus rapproché, comme nous avons vu survenir le glaucome après des cicatrices de la cornée sans synéchies antérieures.

Nous pouvons également penser que la dilatation progessive de la cornée continuant à s'effectuer, par suite du tiraillement des nerfs ciliaires qu'elle renferme, occasionnera une excitation continuelle sur le trijumeau et par là amènera l'élévation de la pression intra-oculaire.

Il est clair que pour Muralt, la première lésion est la lésion cornéenne ; l'irritation des nerfs ciliaires détermine l'augmentation de tension, qui amène après elle la forme globuleuse de la cornée, l'exagération de profondeur de la chambre antérieure, l'amincissement de la sclérotique qui laisse apercevoir par transparence le pigment choroïdien. C'est donc au glaucome consécutif qu'il attribue toutes les complications qui accompagnent la cornée globuleuse opaque.

Cette hypothèse explique également la photophobie qu'il a signalée dans certaines observations, et que j'ai également rencontrée dans les trois faits que j'ai pu voir.

Mais de quelle nature est cette altération de transparence de la cornée. C'est là ce qu'il est difficile d'affirmer. L'intégrité de l'épithélium cornéen, qu'on constate à l'éclairage oblique de la cornée, nous montre que la lésion siège dans le tissu même de la cornée.

Peut-on croire à une affection analogue sous certains rapports à la kératite d'Hutchinson, kératite qui se serait alors développée pendant la vie intra-utérine, et qui persisterait au moment de la naissance, dans certains cas, et dans d'autres, ceux où l'opacité centrale seule persiste, serait en voie de guérison spontanée chez l'enfant nouveau-né.

Il existe certainement entre les deux maladies beaucoup de points de contact, mais elles se séparent l'une de l'autre également par des différences, de sorte que je crois que ce serait s'avancer beaucoup que de ranger les deux affections sous le même nom de kératite interstitielle comme l'a fait Laurence.

En assimilant plus complètement que je ne voudrais le faire, l'opacité congéniale de la cornée avec l'hydrophthalmie, il serait possible, et c'est là la seule explication qu'on puisse proposer dans les cas où la cornée n'est pas altérée dans sa transparence, d'admettre que le symptôme initial est l'exagération de la tension intra-oculaire, et que les autres désordres observés dans l'état du globe, sont consécutifs à cette augmentation de pression.

Cette théorie, plus étendue, permettrait d'expliquer un certain nombre de faits dont l'hypothèse de l'irritation, suite de kératite intra-utérine, ne peut donner une solution satisfaisante.

Je voudrais parler ici rapidement des quelques faits de cornée globuleuse transparente de kératocone qu'on a également observés à la naissance, faits qu'on peut rapporter de même à l'exagération soit relative, soit absolue de la tension intra-oculaire.

Supposons la tension oculaire normale, mais la cornée altérée soit dans sa totalité, soit seulement dans son centre, il se produira dans le premier cas une cornée globuleuse, dans le second cas une cornée conique.

Mais, qu'au contraire, ce soit la cornée qui résiste, tandis que la sclérotique se laisse distendre, l'hémisphère antérieur de l'œil non maintenu comme le postérieur par le coussinet adipeux de l'orbite se laissera distendre, et on observera une augmentation des diamètres horizontal et vertical en avant de l'équateur. La cornée, elle aussi, participera à cet agrandissement, la forme de l'œil deviendra sphérique, la cornée aura son rayon de courbure augmenté de longueur, et n'aura plus l'aspect d'un disque surajouté au reste du globe. C'est là ce qu'on observe dans certains cas, c'est-à-dire un véritable aplatissement de la cornée, aplatissement relatif, déterminé par l'augmentation des diamètres du cercle irido-cornéen. La chambre antérieure sera moins profonde et l'iris distendu aura perdu de sa mobilité, il ne réagira que faiblement sous l'influence de la lumière, l'atropine ne le dilatera que lentement.

On peut concevoir que dans ces conditions, la zone ciliaire est fortement tiraillée et que la compression des nerfs qui en résulte est capable d'amener un trouble dans la nutrition du tissu cornéen, trouble qui peut se traduire par la perte de la transparence. Quelquefois ce trouble, dans la nutrition de la cornée, pourra être si prononcé qu'il y aura rupture de la cornée et staphylome irido-cornéen qu'on constatera à la naissance (cas de Jules Cloquet, Bulletin de la Faculté de Médecine. t. V. p. 485 et deux cas de Krukow de Moscou, rapportés par M. Ch. Abadie, Revue des Sciences Médicales, t. VII, p. 291. 1876.).

Jusqu'à présent, je n'ai fait qu'indiquer les désordres déterminés dans l'hémisphère antérieur de l'œil par l'augmentation de la tension intra-oculaire. La pression exerce également des désordres dans la partie postérieure.

Dans le glaucome vrai, la rétine comprimée devient de moins en moins sensible et se paralyse complètement, si l'on n'intervient pas pour diminuer la tension intra-oculaire.

Il est de même dans ces cas d'affection congénitale ; Muralt a observé chez un de ses malades une déformation caractéristique du champ visuel ; dans d'autres cas l'hydrophthalmie s'accompagnait de perte absolue de la vision attribuée à l'atrophie de la rétine.

On comprend également la formation de l'excavation du nerf optique. Muralt a rencontré cette excavation de la pupille du nerf optique dans un certain nombre de cas, et il l'a constatée anatomiquement dans un fait d'hydrophthalmie chez un jeune bœuf. Cette excavation se montre tantôt plus tôt, tantôt plus tard, elle peut être plus ou moins profonde, et comme l'a observé Graëfe, il est possi–

ble que la résistance de la pupille soit bien différente chez les différents sujets, et que, surtout chez les sujets jeunes, on puisse observer des cas où le nerf optique ne cède pas malgré une augmentation de tension évidente et appréciable au toucher.

D'un autre côté, une augmentation de tension, extrêmement minime, qui ne dépasse pas au toucher les variations physiologiques, peut certainement causer une excavation si la force de résistance de la pupille a été diminuée relativement à celle de la sclérotique.

J'ai tenu à mentionner toutes ces altérations mécaniques dépendant de la pression intra-oculaire, par cette raison que soit qu'on admette que l'opacité congénitale de la cornée se développe la première et que les phénomènes de tension intra-oculaire en dérivent par irritation, soit qu'on pense que le trouble de la cornée est consécutif et survient par suite de l'altération et de la distension nerveuse au niveau du cercle ciliaire, la marche ultérieure des phénomènes morbides est la même.

Un autre désordre observé également, et de même déterminé par une cause mécanique, c'est la luxation du cristallin qui suit la déchirure de la zonule distendue ; tantôt la lentille est rendue complètement mobile, tombe soit dans la chambre antérieure, soit dans le corps vitré ; tantôt, elle reste fixée par des débris capsulaires, devient opaque, augmente de volume et s'accole à la face postérieure de l'iris.

Un certain nombre de faits sont rapportés par Muralt à l'irido-chroroïdite intra-utérine ; ils s'accompagnent encore de troubles de la cornée, mais les symptômes observés du côté de l'iris et de la chambre antérieure sont tout différents de ceux qui sont mentionnés plus haut et qu'il rapporte à l'hydrophthalmie. Le plus souvent l'œil est devenu mou, la pupille est fermée par des exsudats blanchâtres, le cristallin est cataracté. L'iris touche la cornée de tout près, et la chambre antérieure est très diminuée.

Cette affection, d'ailleurs, ne se rencontre pas fatalement dans les deux yeux, comme on le voit dans l'hydrophthalmie et comme on peut également le voir dans tous les cas d'opacités congénitales.

On se trouve donc en présence de deux hypothèses qui permettent de se rendre compte autant que possible de la formation de la maladie. Quelle est l'opinion qu'il faut choisir ?

Il est certain qu'il est permis d'hésiter ; mais je suis plutôt porté à admettre la théorie de Muralt sur la formation de la cornée globuleuse opaque, c'est-à-dire la kératite primitive, suivie par irritation des nerfs cornéens, de phénomènes d'irritation des parties voisines ; peut-être même pourrait-on penser à une lésion analogue à l'aquo-capsulite, quand on observe que dans certains cas la cornée n'était opaque que dans ses couches les plus profondes.

Ce qui me fait rejeter l'idée de glaucome ou du moins d'affection entraînant d'abord une hypersécrétion de liquide qui cause l'excès de pression, c'est ce fait de la disparition de l'opacité cornéenne qui s'accompagne également, comme M. Abadie l'a constaté, d'une diminution de la tension oculaire. Or, on sait qu'il est rare de voir le glaucome rétrograder et laisser l'œil revenir à son état normal ; les désastreux résultats de l'iridectomie sont encore une raison de plus pour rejeter cette supposition.

Je ne nie pas la possibilité de phénomènes glaucomateux, mais leur production rare chez l'enfant, doit encore se produire plus rarement chez le fœtus à cause du peu de résistance de la coque oculaire.

Si maintenant, on veut passer de la théorie que j'appellerai mécanique de la maladie à l'étude des causes qui la produisent, l'obscurité sera encore plus grande.

Peut-on invoquer comme cause déterminante l'existence de la syphilis chez les ascendants? Cela n'est pas prouvé; la plupart du temps, les antécédents héréditaires n'ont pas été indiqués. Dans ses observations, Muralt n'a jamais rencontré chez les parents l'infection constitutionnelle; il est vrai que dans un des cas que j'ai observés avec M. Panas, le père est fortement soupçonné.

Faut-il admettre un état diathésique mauvais, analogue à celui qui déterminera plus tard la kératite dite d'Hutchinson?

Les observations ultérieures pourront peut-être nous fournir cette notion étiologique.

Une cause admise généralement par les auteurs, c'est l'hérédité des opacités congénitales de la cornée; Grellois admettait lui aussi l'hérédité de l'hydrophthalmie, ainsi que Carron du Villards qui prétendait distinguer l'hydrophthalmie acquise de l'hydrophthalmie congénitale à ce que celle-ci s'accompagnait toujours d'opacités de la cornée.

Les faits rapportés par Grellois dans sa thèse sont peu probants, il note des cas où l'hydrophthalmie existait chez les enfants et chez les parents, mais rien ne montre que l'affection ait existé au moment de la naissance. Il faut bien attribuer aussi quelque part au genre de vie, et s'il m'est permis de le dire, à l'hérédité des causes, je veux parler des conditions extérieures, lumière vive, irritations oculaires par les sables (Grellois observait en Barbarie).

Pourrait-on attribuer quelque influence à l'état de la vision chez les parents; nous n'avons aucun exemple de ces faits.

Un fait intéressant, c'est que ces maladies congénitales

des yeux, hydrophthalmie, kératoglobe, opacité, surviennent fréquemment chez des enfants nés des mêmes parents.

L'exemple le plus frappant est celui cité partout où l'on parle d'hydrophthalmie, la famille suédoise ou sept frères souffrent d'hydropisie congénitale de la cornée, pendant que leurs parents et leurs deux sœurs ont les yeux tout à fait sains (Manuel de Jungken, p. 541).

Les cas de Ware sont également remarquables à ce sujet, puisque trois enfants ont été atteints successivement d'opacités congénitales de la cornée. Il existe encore d'autres faits du même genre.

L'explication de ce fait ne peut être donnée actuellement, pas plus qu'on ne peut comprendre comment des parents tout à fait sains engendrent exclusivement des enfants ayant des vices de conformation.

SYMPTOMES, MARCHE ET TERMINAISON

DES OPACITÉS CONGÉNITALES DE LA CORNÉE.

Ce qui frappe tout d'abord lorsqu'on examine les yeux d'un nouveau-né présentant des opacités congénitales de la cornée, c'est l'aspect particulier de la lésion, qui ne ressemble en rien aux opacités de cette membrane de nature cicatricielle et succédant à des ulcérations.

Le trouble s'étend à toute la surface de la cornée ; (cependant on a également signalé des opacités partielles ; dans ce cas, elles siègent au centre; les parties périphériques sont transparentes et se relient à la tache par des zones de plus en plus saturées). La teinte de la cornée est uniforme elle présente un aspect nacré, blanc, bleuâtre, caractéristique, constante. On la trouve signalée dans toutes les observations.

La surface de la cornée est lisse, unie comme un miroir ; l'éclairage latéral démontre que l'épithélium est normal, non dépoli et que l'altération de transparence siège dans l'épaisseur même du tissu cornéen.

Le volume et la forme de la cornée présentent également des modifications.

Cette membrane est augmentée d'étendue, également dans tous les sens, de sorte que l'on n'aperçoit qu'une petite portion de la sclérotique. Ces dimensions n'ont pas été mesurées exactement, mais on peut certainement les dire augmentées d'un quart ou d'un tiers (dans certains cas, on a noté que les diamètres étaient augmentés de moitié, mais il existait des complications hydrophthalmiques).

Le plus souvent, la courbure de la cornée est exagérée ; dans certains cas même on se trouve en présence d'une forme vraiment globluleuse, d'un véritable kératoglobe.

En même temps, il existe une augmentation réelle du volume du globe oculaire dans sa totalité ; dans quelques cas, l'accroissement était si considérable qu'on a pu croire à une hydrophthalmie vraie. Lorsqu'il en est ainsi, l'œil volumineux, fait saillie sous les paupières ; et quelquefois, les mouvements sont rendus difficiles par cette augmentation totale.

La sclérotique amincie, présente une teinte ardoisée, due au pigment choroïdien vu par transparence. Ce cercle de scléro-choroïdite antérieure est tantôt sous forme de zone régulière, parallèle au limbe scléro-cornéen ; tantôt, elle se rencontre sous forme de plaques irrégulières, mal limitées, formant des îlots plus foncés à la surface de la sclérotique.

L'union de la sclérotique et de la cornée se fait tantôt

d'une façon nette, avec des bords tranchés, tantôt les deux membranes semblent se continuer l'une avec l'autre, et se réunir au moyen de crénelures.

Pendant que le globe oculaire est ainsi différent de son état habituel, les parties annexes, conjonctive et paupières sont normales.

La conjonctive ne présente aucun signe d'inflammation ; pas de rougeur, pas de vascularisation anormale, ni sur le bulbe, ni sur les paupières.

Il n'existe dans aucun cas ni larmoiement, ni écoulement muqueux ou purulent, excepté dans les cas de conjonctivite intercurrente.

Du côté de l'appareil moteur de l'œil, on a noté dans certains cas du nystagmus (observations de d'Ammon, de Tavignot) ; il est probable que ce nystagmus est analogue à celui qu'on rencontre presque constamment dans les cas de cataracte congénitale.

Un certain nombre de fois, le strabisme a été observé tantôt interne, tantôt externe.

Faut-il voir dans ces faits une complication ou une simple coïncidence ?

Un phénomène que j'ai toujours rencontré et que d'autres observateurs ont également signalé est la photophobie. Elle est très intense, se révèle par les cris et les pleurs de l'enfant lorsqu'on le présente à la lumière vive ou dès qu'on essaie d'ouvrir ses yeux au grand jour. Au contraire, j'ai vu les petits malades ouvrir les yeux dans une demi-obscurité, par exemple, à la lumière peu intense d'une bougie placée à quelque distance.

Cette photophobie, très marquée, n'est pas comme on l'a dit un signe de vision ; car elle existe chez des amaurotiques présentant des lésions cornéennes, et Castorani l'a produite expérimentalement au moyen de caustiques appliqués sur la cornée, après la section du nerf optique.

La vision existe et peut s'effectuer d'une manière imparfaite, il est vrai, et cela en raison de l'opacité de la cornée. Aussitôt que les enfants peuvent fixer et diriger le regard, on les voit suivre de l'œil les mouvements d'une bougie ou de toute autre foyer lumineux, dont le peu d'intensité ne détermine pas de phénomènes douloureux.

Dans certains cas, la consistance de l'œil est modifiée. Crampton parle d'un ramollissement de l'œil dans sa totalité, perceptible au toucher et accompagnant une opacité peu étendue.

Le plus habituellement, au contraire, la tension est normale, ou plus grande qu'à l'état habituel et détermine des désordres irréparables. M. Abadie m'a communiqué une observation dans laquelle il a reconnu d'une façon indéniable une augmentation de tension qu'on pouvait évaluer, d'après les indications de Bowman, à Tn + 1. On conçoit toute l'importance qui s'attache à cette donnée et les phénomènes pathologiques qui en dérivent.

Dans aucun cas d'opacités congénitales de la cornée, on n'a rencontré d'autres vices de conformation, bec-de-lièvre, fissure des paupières, épispadias, etc.

Dans la plupart des cas, l'état de la santé générale, et les antécédents héréditaires ont été passés sous silence. Dans une observation, j'ai noté la présence du rachitisme ; je crois que dans un certain nombre de cas on pourrait invoquer la scrofule, ou du moins un état général mauvais, produit de la transformation héréditaire de la diathèse des parents déterminant chez l'enfant une constitution mauvaise.

Un fait constant et qui, sans avoir beaucoup exercé

l'imagination des anciens auteurs, a été cependant remarqué, c'est la marche de la maladie.

En effet, tandis que nous voyons rarement les taies de la cornée s'améliorer, dans tous les cas ou à peu près, on a observé la disparition graduelle des opacités congénitales.

Dans quelques faits où il existait seulement au centre de la cornée, une opacité légère, on a vu celle-ci disparaitre après quelques semaines ou quelques mois. La plupart du temps, ce n'est pas avec cette rapidité que l'amélioration se produit.

Généralement, c'est au bout de dix mois ou après un an, quelquefois plus, que l'opacité commence à disparaître. L'éclaircissement de la cornée se fait lentement et progressivement de la périphérie au centre; c'est au niveau de l'union avec la sclérotique que la tache diminue d'abord d'épaisseur, puis, peu à peu, s'efface entièrement.

Plus tard, ce cercle augmente de largeur; la transparence des parties périphériques devient complète, et la tache centrale qui persiste la dernière, se relie à la portion claire par une série de zones de moins en moins saturées, et sans qu'il existe entre la partie obscure et la partie transparente aucune ligne de démarcation.

Le nuage central persiste le plus longtemps et dans certains cas, pendant toute la vie.

Au début de l'éclaircissement de la cornée, on observe un fait déjà noté par Van Ammon, qui paraît l'avoir rencontré de bonne heure, et qui peut n'être évident qu'après la première ou même la seconde année : c'est la délimitation mal tranchée entre la sclérotique et la cornée ; les deux membranes semblent s'unir non par une ligne régulière, mais par des dentelures, des crénelures, tantôt claires et tantôt opaques.

C'est avec une grande lenteur, et par suite des progrès amenés par le temps que la zone voisine du limbe s'éclaircit assez pour présenter sa transparence normale. Pus tard, les parties claires augmentant de largeur, on peut apercevoir la chambre antérieure et l'iris.

Cette disparition de l'opacité qui, tantôt paraît s'accentuer, tantôt rester stationnaire, paraît être activée par les inflammations oculaires intercurrentes.

C'est seulement après plusieurs années, quatre à cinq ans, en moyenne, que la plus grande partie de la cornée a repris son aspect normal, ne présentant plus au centre qu'une légère opacité.

Lorsqu'il n'existe pas de complication siégeant dans les membranes profondes de l'œil, la vision se rétablit parallèlement à la disparition de la tache cornéenne ; et même dans certains cas, elle paraît moins gênée qu'on ne pourrait le supposer, eu égard à l'infiltration qui persiste encore dans le tissu de la cornée.

La photophobie, très accentuée au moment de la naissance, diminue d'une façon progressive, mais elle persiste longtemps à un degré peu marqué, il est vrai, et jusqu'à la disparition complète de l'opacité les petits malades gardent une grande sensibilité à la lumière vive, surtout à la lumière artificielle. Le retour de la cornée à son état normal permet de se rendre compte de ce qui existe dans l'intérieur du globe oculaire.

La chambre antérieure est profonde, plus étendue ; l'humeur aqueuse est transparente.

L'iris est mobile, contractile sous l'influence de son excitant naturel, la lumière.

Le cristallin est également transparent.

L'état de la vision est en rapport avec l'état d'intégrité des parties profondes.

Le plus souvent elle se fait d'une façon satisfaisante ainsi j'ai observé une petite fille qui, à l'âge de 2 ans, pouvait ramasser à terre et reconnaître de petits objets, et qui, à l'âge de 4 ans, commençait à apprendre à lire. La vision à distance se faisait de même convenablement.

Malheureusement, les choses ne se passent pas toujours de même ; ainsi, dans certains cas, la cornée s'éclaircit: mais se laisse en même temps distendre ; la chambre antérieure augmente considérablement de volume, et, suivant que la cornée a cédé au centre seulement ou dans sa totalité, il se produit soit un kératocone, soit un kératoglobe. On conçoit la gêne que ces états, qui augmentent la longueur de l'axe antéro-postérieur, sont susceptibles d'apporter à la vision.

D'autres fois, le globe se laisse distendre en masse par suite de la pression intra-oculaire, et on voit apparaître l'hydrophthalmie très prononcée, avec distension et immobilité de l'iris, staphylomes de la sclérotique, luxation du cristallin.

Si la coque oculaire résiste, la pression intra-oculaire détermine un autre genre d'accidents : la rétine comprimée se paralyse et s'atrophie ; la vision disparaît. Dans ce cas, on ne peut guère espérer la guérison.

L'état de la vision est également important à considérer, ainsi que l'état de la réfraction.

Tant que les parties postérieures de l'œil ne sont pas intéressées, la vision reste satisfaisante, et quelquefois même elle s'exerce mieux que l'étendue et l'épaisseur de l'opacité ne permettraient de le supposer.

Les choses se passent tout autrement lorsque la distension exagerée du globe a produit des déchirures de la zonule, la luxation du cristallin, le tiraillement de l'iris.

Dans les ouvrages anciens, on discute également la

question de savoir si les hydrophthalmes sont myopes ou presbytes. La conclusion de cette discussion est ajournée parce qu'on a compris dans cette affection les cas de kératoglobe et de kératocone, affections qui produisent généralement les plus hauts cas de myopie que l'on puisse observer.

Dans les cas d'opacités congénitales, tantôt la courbure de la cornée est diminuée, tantôt elle est augmentée. On conçoit que si l'axe antéro-postérieur de l'œil est augmenté, on observera la myopie; tandis que lors d'aplatissement de la cornée par suite d'augmentation de son rayon de courbure il y aura hypermétropie. Dans certains de ces derniers cas, il pourra exister une myopie apparente, c'est-à-dire que les malades rapprocheront les objets de leurs yeux, afin d'obtenir sur la rétine les plus grandes images possibles, mais cette habitude tiendra chez eux à la diminution de l'acuité visuelle.

DIAGNOSTIC.

Les règles du diagnostic différentiel des opacités congénitales de la cornée varient suivant l'époque à laquelle on observe les malades.

Supposons, dans le cas le plus favorable qu'on présente au médecin, un enfant né depuis peu d'heures ou peu de jours, chez lequel il n'existe aucun signe d'inflammation oculaire, pas de larmoiement, pas de chémosis, aucune injection de la conjonctive palpébrale et bulbaire, aucune rougeur des paupières : on ne pourra penser ni à une ophthalmie purulente des nouveau-nés, ni à aucune autre affection inflammatoire.

Un examen superficiel pourrait faire penser soit à une

persistance de la menbrane pupillaire, soit à un trouble de l'humeur aqueuse, on pourrait croire à l'existence d'une cataracte congénitale.

L'opacité de la cornée sera facilement reconnue au moyen de l'éclairage latéral, qui montrera que la lésion siège dans la cornée et non dans les parties plus profondes du globe oculaire.

Ce mode d'éclairage, en effet, est le meilleur procédé pour vérifier l'état de l'hémisphère antérieur de l'œil, cornée, humeur aqueuse, iris et cristallin.

Maclagan avait pu, après un examen rapide, croire à un trouble de l'humeur aqueuse, il reconnut son erreur et vit que la cornée était opaque en voyant que le trouble qu'il constatait ne se déplaçait pas quand on changeait la position de l'enfant, c'est certainement une façon de de distinguer les lésions de la cornée de celle de la chambre antérieure, Mais, de plus, existe-t il jamais de l'hypopyon sans que l'œil et surtout le cercle cilcaire présente en même temps des signes d'inflammation, rougeur des conjonctives oculaire et palpébrale, tension douloureuse du globe, etc.

Ces mêmes phénomènes existeraient dans le cas d'abcès de la cornée : de plus la position à la partie déclive de la cornée permettra de distinguer cette affection de l'opacité congénitale qui, lorsqu'elle est partielle, siége toujours au centre de la cornée.

Si elle est générale, l'absence d'inflammation et sa teinte bleuâtre uniforme la feront distinguer.

Supposons donc ce fait acquis, il existe sur la cornée d'un enfant nouveau-né une opacité. Il est très important au point de vue pronostique de savoir si cette opacité est due ou non à une affection intra-utérine ayant déterminé une ulcération, puis une cicatrice analogue à celles qui peuvent succéder, après la naissance, à une ulcération de la cornée.

Les opacités congénitales, dont j'ai cherché à exposer l'histoire, et dues probablement à une lésion des parties profondes de l'œil, sont toujours bilatérales; le plus souvent, elles sont totales, et lorsqu'elles sont partielles, elles occupent toujours le centre de la cornée.

Les leucomes cicatriciels, au contraire, siègent généralement sur un seul œil; si l'affection remonte à une date éloignée pendant la vie intra-utérine, elles s'accompagneront d'un arrêt de développement du globe du côté où siège la lésion, tandis que l'œil du côté opposé aura son volume normal et son aspect habituel.

En outre, dans ce cas, on trouvera certaines parties de la cornée restées saines, et on pourra constater que la cicatrice renferme le plus ordinairement des fibres de l'iris tiraillées.

Il est utile de savoir s'il existe en même temps que l'opacité de la cornée d'autres altérations du globe oculaire.

Le strabisme, le nystagmus ne pourront être méconnus après l'ouverture des paupières, l'examen direct montrera aussi si le volume de l'œil est normal.

Les complications siégeant sur les parties profondes de l'œil, maladies de l'iris, du cristallin, ne seront appréciables le plus souvent qu'après l'éclaircissement de la cornée. Pourtant dans le cas d'opacités centrales, ce diagnostic devra être tenté, on pourra, si les parties périphériques ont toute leur transparence, les reconnaître au moyen de l'éclairage oblique avec la lentille, ou plus commodément avec le miroir ophthalmoscopique.

On ne devra jamais négliger l'examen attentifs de la partie antérieure de la sclérotique, surtout dans la portion correspondante au cercle ciliaire. La teinte grisâtre, ardoisée de cette menbrane, l'état des membranes profondes de l'œil, indiquera le plus souvent l'existence d'une choroïdite, amenant avec elle son cortège de symptômes, sclérochoroïdite antérieure avec tendance au staphylome, distension et augmentation totale du globe oculaire, et, dans les cas où le point faible est le pôle antérieur de l'œil courbure exagérée de la cornée, et quelquefois, lorsque cet état est très accentué, aspect globuleux de la cornée.

Cet examen sera complété par la constatation de l'état de la tension oculaire.

L'augmentation de la tension oculaire indiquera une tendance au glaucome, qui se manifeste chez le nouveau-né et chez l'enfant par les phénomène d'hydrophthalmie, distension du globe, saillie de la cornée.

L'abaissement de la tension au contraire pourra faire craindre l'atrophie de l'œil, la phthisie du globe, ou fera penser à un amincissement de la sclérotique, produisant un changement dans les conditions de filtration.

Plus tard, alors même que le trouble de la cornée a commencé à disparaître, et qu'il ne persiste plus qu'une tache centrale, il est possible de distinguer l'opacité congénitale.

Les renseignements des parents apprendront que l'enfant depuis sa naissance a toujours eu la cornée opaque, qu'il n'a jamais existé d'ophthalmie avec écoulement purulent, ni de rougeur, ni de larmoiement.

En l'absence de tout renseignement, on pourrait croire à un trouble de la cornée reliquat de l'ophthalmie purulente des nouveau-nés ; mais, outre que ces opacités sont rarement limitées, elles sont irrégulières, ne sont pas symétriques comme celles qui sont dues à une lésion intra-utérine. L'épithélium desquamé ne permet plus de trouver le reflet cornéen qu'on rencontre toujours dans l'opacité congénitale.

Dans cette dernière, la cornée est augmentée dans tous les sens, et sa courbure est souvent exagérée.

A cette période, il est une affection avec laquelle l'opacité congénitale de la cornée pourrait être facilement confondue, si les commémoratifs manquaient.

Qu'on présente au médecin un enfant de deux ou trois ans, atteint d'opacité congénitale en voie de régression, c'est-à-dire chez lequel le centre de la cornée présente encore une tache obscure.

Comment distinguer cette affection de la kératite interstitielle, hérédo-syphilitique (Hutchinson), hérédo-scrofuleuse (Mackenzie), hérédo-cachectique de M. Panas.

Les difficultés sont d'autant plus grandes que, dans les deux cas, on peut se trouver en présence d'enfants chétifs, mal portants.

Dans la kératite interstitielle, la cornée a sa courbure normale, elle est trouble le plus souvent dans sa partie inférieure; de plus elle s'accompagne presque toujours d'injection périkératique ou d'episclérite. Le plus souvent on trouvera une desquamation épithéliale visible à l'éclairage latéral, et une teinte gris sale de la cornée.

L'état particulier des dents, les manifestations scrofuleuses concomitantes feront affirmer la kératite interstitielle; elle est rare dans l'enfance, cependant Hutchinson l'a rencontrée chez de jeunes sujets.

Dans ce cas d'ailleurs, l'erreur ne serait que peu préjudiciable au malade dans les deux cas, la base du traitement est la même : toniques, huile de foie de morue et iodiques.

PRONOSTIC.

On pourrait conclure de la disparition à peu près constante des opacités congénitales de la cornée que cette affection marche spontanément vers la guérison, et par conséquent présente peu de gravité et comporte un pronostic favorable.

Cependant je crois pouvoir affirmer qu'il n'en est pas toujours ainsi.

On a signalé des cas où des opacités limitées de la cornée ont disparu spontanément au bout de quelques semaines ou après quelques mois.

Les opacités totales demandent un plus grand espace de temps avant de disparaître ; dans le plus nombre des observations, c'est seulement à la fin de la première année qu'on a observé l'éclaircissement des parties périphériques de la cornée ; cette amélioration continue se produit d'une façon très lente, de telle sorte qu'après quatre ou cinq ans, il persiste encore une opacité centrale.

Cette opacité elle-même arrive-t-elle à disparaître complètement ? Dans ces certains cas, la cornée peut reprendre sa transparence complète, mais dans d'autres, la tache centrale persiste sous forme de nuage, et la vision s'effectue alors d'une façon plus complète qu'on ne pourrait le supposer.

Certes, si l'opacité de la cornée existait seule, sans être accompagnée d'autres altérations des menbranes oculaires on pourrait le plus souvent porter un pronostic favorable mais, malheureusement, il n'en n'est pas toujours ainsi ; l'augmentation de volume du globe, la courbure exagérée de la cornée indiquent un autre élément qu'il faut envisager, et qui rend le pronostic plus défavorable.

Si parallèlement au rétablissement de la transparence cornéenne, on observe une diminution soit réelle, soit relative du globe, on peut croire à une guérison définitive et porter un jugement favorable. « D'autres fois, au contraire, le mal reste stationnaire jusqu'à la puberté, mais alors l'œil augmente brusquement de volume, la pupille largement dilatée contracte des adhérences avec la capsule cristalline, qui devient opaque ; l'iris se déchire par suite de l'allongement auquel il est soumis ; la rétine perd sa sensibilité, et au bout d'un certain temps, l'œil se ramollit et s'atrophie. »

Sans arriver jusqu'à ce point, il peut se faire que l'éclaircissement de la cornée s'accompagne d'une augmentation de courbure de la membrane, produisant une ectasie, une véritable cornée globuleuse : on aura alors tous les phènoménes qui accompagnent une augmentation de longueur de l'axe antéro-postérieur de l'œil, c'est-à-dire les troubles de la myopie à un très haut degré, le plus souvent joints aux inconvénients de l'astigmatisme.

Il est une autre catégorie de faits auxquels je donne véritablement le nom de complication (l'état hydrophthalmique de l'œil étant considéré par moi comme un des éléments de la maladie), je veux parler de la cataracte concomitante congénitale, du strabisme, du nystagmus.

Ce sont là autant de maladies distinctes qui viennent ajouter leurs inconvénients propres à ceux qui découlent de l'opacité congénitale : ces maladies nécessiteront, soit avant, soit après la disparition de l'opacité de la cornée, un traitement spécial, et le plus souvent une opération chirurgicale qu'on ne devra tenter qu'après s'être assuré que la vision est réellement gênée, par le fait de ces complication et non par suite d'une lésion profonde de l'œil. Dans ce dernier cas, on comprend l'inutilité d'une intervention.

TRAITEMENT.

Aussi longtemps que les opacités congénitales de la cornée ont été considérées comme le produit d'un arrêt de développement ou d'une malformation, aucune tentative de traitement n'a été faite.

Dans les anciennes observations que j'ai rapportées dans ce travail, aucun moyen thérapeutique ne paraît avoir été tenté.

Je crois, avec mon maître M. le professeur Panas, qu'il ne doit pas en être ainsi, et qu'on ne doit pas laisser ces opacités à elles-mêmes, s'en remettant pour la guérison aux seuls efforts de la nature.

Les analogies qui existent entre cette affection et la kératite interstitielle nous indiquent en quelque sorte le traitement à employer, traitement qui a été suivi dans les trois cas qui me sont personnels, d'après les indications de M. Panas.

Ce traitement nous est également indiqué par l'effet que produisent sur les opacités les inflammations accidentelles, les ophthalmies catarrhales développées sous l'influence des causes habituelles.

Comme la résorption des produits infiltrés dans la cornée même ne peut s'effectuer qu'au moyen des vaisseaux, il faut autant que possible, et dans une limite raisonnable, chercher à vasculariser ce tissu invasculaire ; on y parviendra en couvrant l'œil avec des compresses de flanelle imbibées d'une décoction chaude, eau de camomille par exemple, et recouvertes d'un tissu imperméable, de manière à constituer des compresses échauffantes.

On pourra également y joindre le collyre d'atropine dont

on connaît l'action vaso-dilatatrice sur les vaisseaux de l'œil.

Ce traitement local devra être accompagné du traitement général. L'iode y tiendra la première place sous forme d'iodure de fer, d'iodure de potassium. On devra également insister sur les toniques, et principalement sur l'huile de foie de morue.

S'il existait une complication de strabisme, de cataracte congénitale, on devrait attendre l'éclaircissement de la cornée avant d'intervenir.

Mais dans les cas d'opacités congénitales simples, toute intervention chirurgicale doit être bannie d'une façon absolue, et j'avoue ne pas comprendre dans quel but un spécialiste, qui pourtant a une clinique très achalandée, a proposé sérieusement pour un des malades dont j'ai rapporté l'observation, une opération de pupille artificielle, alors que la cornée était opaque dans toute son étendue. — Inutile d'ajouter que le père s'est refusé à toute intervention, et que les deux cornées sont actuellement en voie d'éclaircissement.

Comme corollaire du traitement, j'ajouterai que le repos des yeux devra être observé le plus possible ; car les complications signalées au moment de la puberté, augmentation de volume des yeux, déchirures de l'iris, luxations du cristallin, sont influencées certainement par l'évolution physiologique du moment ; il ne faut pas oublier cependant que, vers cette époque, on soumet les sujets, dans toutes les classes de la société, à un travail plus soutenu et plus fatigant. Les efforts d'accommodation, les congestions répétées, suffisent pour amener ces désordres dans des yeux présentant déjà une faiblesse native, et où la moindre complication intra-oculaire peut devenir désastreuse.

CONCLUSIONS.

Il existe des opacités congénitales de la cornée développées sous l'influence d'une maladie intra-utérine de la cornée ; ces affections occupent le plus souvent la totalité de la membrane ; elles sont toujours bilatérales.

On les distinguera par ce dernier caractère des leucomes cicatriciels développés pendant la vie fœtale, et aussi par leur couleur spéciale bleuâtre, opaline.

Le plus souvent ces opacités diminuent spontanément d'intensité; au bout de quelques années il ne persiste qu'une opacité centrale légère permettant la vision.

En même temps que le trouble de la cornée, on observe une augmentation superficielle de la membrane, un changement dans sa courbure, une augmentation de volume du globe.

La photophobie très intense montre qu'il s'agit d'une véritable maladie intéressant la cornée et le globe oculaire.

Le pronostic est grave quoiqu'on soit habitué d'observer la disparition de l'opacité ; il y a à craindre les inflammations des membranes internes de l'œil, qui seraient capables d'exagérer le volume du globe et de produire sa déchirure. Dans quelques cas cependant, après la disparition de l'opacité, l'œil semble reprendre son volume normal et ses fonctions.

Le traitement doit être surtout préventif ; hygiène des yeux sévère, régime tonique.

L'intervention chirurgicale ne peut qu'amener la phthisie du globe oculaire.

Paris. — Typ. A. PARENT, rue Monsieur-le-Prince, 29-31.

www.ingramcontent.com/pod-product-compliance
Ingram Content Group UK Ltd.
Pitfield, Milton Keynes, MK11 3LW, UK
UKHW020344250726
13967UKWH00005B/2110